EINFACH

IMPLANTOLOGIE

Katja Nelson | Tobias Fretwurst

EINFACH IMPLANTOLOGIE

QUINTESSENCE PUBLISHING

Berlin | Chicago | Tokyo
Barcelona | London | Milan | Paris | Prague | Seoul | Warsaw
Beijing | Istanbul | Sao Paulo | Sydney | Zagreb

One book, one tree: In support of reforestation worldwide and to address the climate crisis, for every book sold Quintessence Publishing will plant a tree (https://onetreeplanted.org/).

Im Buch wird aus Gründen des Leseflusses in der Regel das generische Maskulinum verwendet; es sind jedoch stets alle Geschlechter gemeint.

Bibliografische Informationen der Deutschen Nationalbibliothek
Die Deutsche Nationalbibliothek verzeichnet diese Publikation in der Deutschen Nationalbibliografie; detaillierte bibliografische Daten sind im Internet über https://www.dnb.de abrufbar.

QUINTESSENCE PUBLISHING
DEUTSCHLAND

Postfach 42 04 52; D–12064 Berlin
Ifenpfad 2–4, D–12107 Berlin

Comics: Giorgina Walther
Abbildungen Lokalanästhesie: Dr. Tim Halstenbach
Abbildungen Grundlagen: Moritz Walther
Abbildungen Freilegung: Beatrice Ogrinz

Lektorat, Herstellung und Reproduktionen:
Quintessenz Verlags-GmbH, Berlin

ISBN: 978-3-86867-586-3
Printed in Croatia by GZH

Geleitwort

Einfach

Die Welt ist kompliziert. Wir verstehen die meisten Dinge nicht mehr, wir wissen nicht, wie eine KI oder unser Backofen oder die Bundesbahn wirklich funktionieren. Auf unseren Computern sind Programme, deren Formate in ein paar Jahren nicht mehr lesbar sein werden, für einen Fernseher brauchen wir eine Bedienungsanleitung und die Armaturen in der Dusche eines modernen Hotels lassen uns verzweifeln. In der Schule lernen wir, Literatur, Theater und Philosophie seien nur dann Hochkultur, wenn wir sie nicht mehr verstehen. Der Philosoph Martin Heidegger schrieb sogar: „Das Sichverständlichmachen ist der Selbstmord der Philosophie“. Das Komplizierte, so wird uns gesagt, sei das Wertvolle. Aber das ist Unsinn.

Als ich jung war, schien mir eine der wichtigsten Fragen zu sein: Was ist das Böse? Ich war damals gerade als Rechtsanwalt zugelassen worden, und mein erstes großes Mandat war eine junge Frau, die ihr Baby getötet hatte. Ich besuchte sie im Gefängnis. Mein Kopf war voll von den großen Philosophen, ich hatte Platon, Aristoteles, Kant, Nietzsche, Rawls und Popper gelesen. Aber jetzt war plötzlich alles anders. Die Wände der Gefängniszelle waren mit grüner Ölfarbe gestrichenen, sie sollte beruhigen. An einem winzigen Tisch saß die junge Frau. Sie weinte. Sie weinte, weil ihr Kind tot, sie eingesperrt und ihr Freund nicht mehr da war. Und genau in diesem Moment verstand ich, dass ich immer die falschen Fragen gestellt hatte – sie waren für die Wirklichkeit zu kompliziert. Es geht ja nie um Theorien und Systeme. Es geht nur um den einzelnen Menschen, es geht um uns selbst, um unsere Hoffnungen, unsere Irrtümer, unser Streben nach Glück und unser Scheitern. Wir sind endlich, zerbrechlich und verletzbar und auch wenn wir es manchmal glauben, sind wir nie in der Lage, unser Leben ganz zu begreifen. Die großen philosophischen Welterklärungen sind uns zu fern, wir können sie kaum verstehen und wenn es uns doch gelingt, nutzen sie uns nichts.

Auf der anderen Seite ist das Schlüsselwort unserer Zeit Ambivalenz. Es ist heute nicht mehr möglich etwas zu sagen, ohne das Gesagte sofort wieder in Frage zu stellen. In der Politik gibt es keine einfachen Lösungen, vielleicht gab es sie noch nie. Und es gibt keine einfachen Lösungen in Beziehungen, in der Wirtschaft, im Steuersystem oder wenn Sie auch nur versuchen, Ihr Elektrofahrrad zu reparieren.

Natürlich kann ich Ihnen nichts über Ihren Beruf sagen, ich weiß nichts über Implantate, Wurzelresektionen oder den Knochenaufbau des Kiefers. Aber es scheint am Ende doch gleichgültig zu sein, ob wir Ärzte, Tischler oder Schriftsteller sind. Obwohl die Dinge schon furchtbar kompliziert sind, machen wir sie immer noch komplizierter und dann beginnt alles schief zu gehen. Tatsächlich ist das Einfachste das Schwierigste. Die einfachste Lösung erfordert Mut, Konzentration, Erfahrung und Gelassenheit. Man muss sehr viel nachdenken und sehr viel ausprobieren, bis es gelingt, einen guten Tisch zu bauen oder einen guten Satz zu schreiben oder ein Implantat richtig zu setzen. Heute bin ich jedenfalls davon überzeugt, dass alles Große, bei aller Ambivalenz und aller Komplexität, einfach ist.

Das Buch, das Sie in den Händen halten, ist in diesem Sinn geschrieben.

Ferdinand v. Schirach

Vorwort

Liebe Kolleginnen und Kollegen,

dieses Buch soll Ihnen den Einstieg in die Implantologie erleichtern. Es versteht sich jedoch nicht als klassisches Lehrbuch. Vielmehr möchten wir mit Ihnen die wichtigsten praktischen Empfehlungen und Erfahrungen der Autor*innen teilen. Unser Ziel war es, ein (Hand)Buch zu schaffen, das Sie buchstäblich mit in den OP nehmen können.

In der Implantologie führen viele kleine Schritte zum Erfolg. Es gibt nicht die eine Sache, die allein den Erfolg ausmacht. So komplex die Implantologie doch ist – sie wird umso einfacher, je mehr man sich an grundsätzliche Prinzipien hält. Diese haben wir versucht in dem Buch darzustellen.

Wir wünschen Ihnen viel Erfolg bei Ihren Implantationen.

Herzliche Grüße,
Katja Nelson und Tobias Fretwurst

Inhaltsverzeichnis

1 Grundregeln 2

Tobias Fretwurst / Katja Nelson

Anästhesie 4
Abgestützt Arbeiten 6
Schnitt 9
Lappenpräparation 10
Implantation 13
Bohrprotokoll 15
Knochenqualität 15
Wundverschluss 17

2 Implantatplanung 22

Florian Kernen / Tabea Flügge / Tobias Fretwurst

Kieferkammbreite 25
Befestigte Gingiva 26
Gingivatyp (dünner/dicker Phänotyp) 26
Elongationen, Zahnachsenabweichung 28
Ästhetikbefund 28
Röntgenbefund 28
Implantatposition 31
Aufbau Implantat 33
Implantationszeitpunkte, Belastungsprotokoll
und Einheilzeiten 36
Bohrschablonen 37

3 **Implantation im Oberkiefer** 42
Claudio Cacaci

Knochenqualitäten 44
Risikostrukturen 45
Seitenzahnbereich 46
Implantation in der ästhetischen Zone (Regio 15-25) 46
Umschlingungsnaht 48

4 **Implantation im Unterkiefer** 56
Michael Stiller | Janik Roesner

Knochenqualität 58
Risikostrukturen 59
Defektmorphologie Alveolarkamm 63
Befestigte Gingiva 65

5 **Wundverschluss und Wundheilung** 66
Tobias Fretwurst | Susanne Nahles | Gerhard Iglhaut | Andres Stricker

Wundverschluss 68
Interimsversorgung 74
Postoperatives Verhalten 75
Schmerzmedikation 75
Verlaufskontrollen 75
Wundheilungsstörungen 76

6 Implantatfreilegung 80

Susanne Nahles / Oliver Wagendorf / Florian Kernen

Schnittführung bei ausreichend befestigter Gingiva im Ober- und Unterkiefer 83

Schnittführung bei nicht ausreichend befestigter Gingiva im Ober- und Unterkiefer 85

Gingivaformer 97

Postoperatives Prozedere 98

7 Kontraindikationen und Risikofaktoren 102

Frank Peter Strietzel / Susanne Nahles / Tobias Fretwurst

Kontraindikationen 104

Thrombozytenaggregationshemmer und Antikoagulanzien 105

Risikofaktoren 106

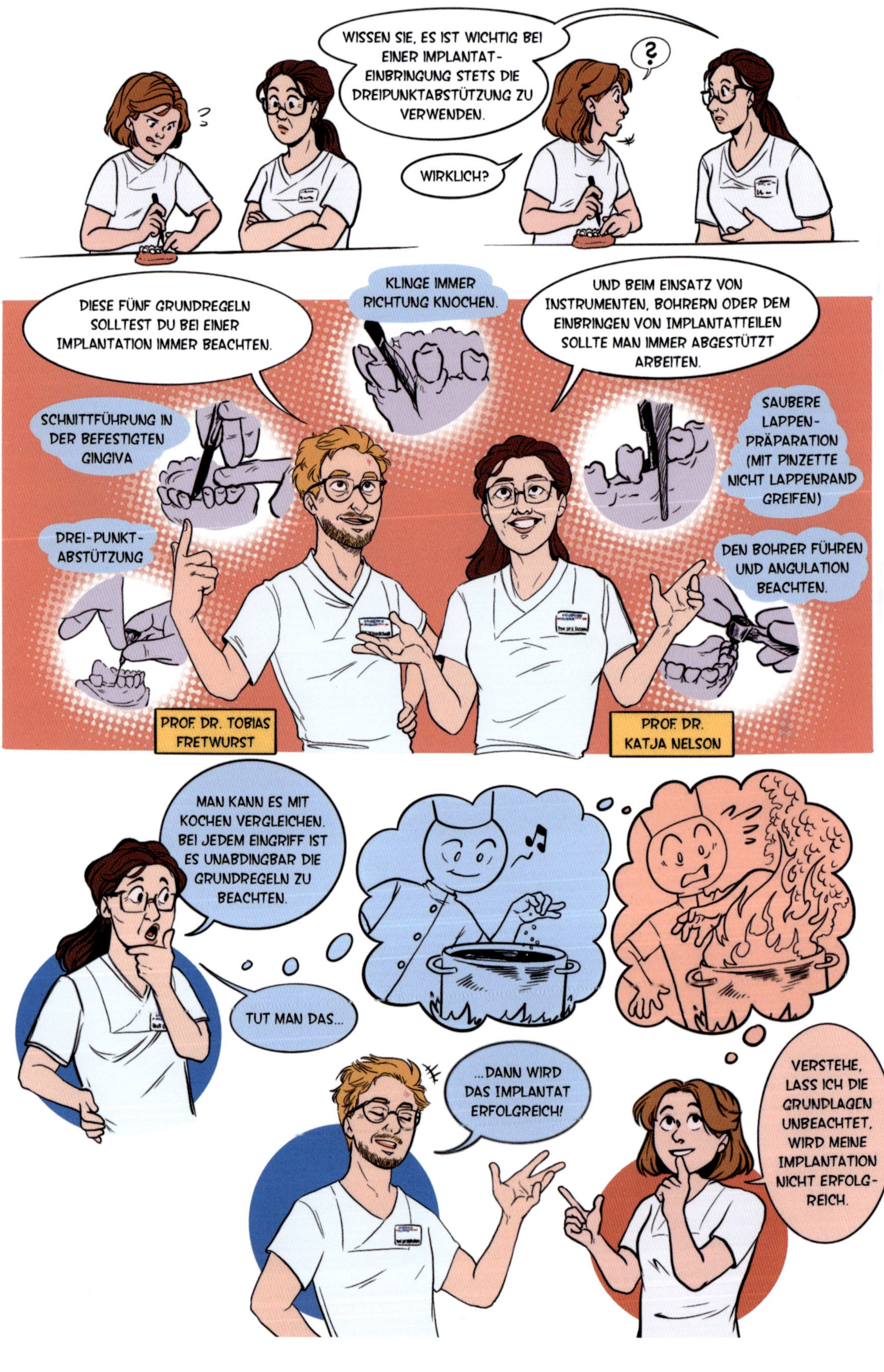
WISSEN SIE, ES IST WICHTIG BEI EINER IMPLANTAT-EINBRINGUNG STETS DIE DREIPUNKTABSTÜTZUNG ZU VERWENDEN.
?
WIRKLICH?
DIESE FÜNF GRUNDREGELN SOLLTEST DU BEI EINER IMPLANTATION IMMER BEACHTEN.
KLINGE IMMER RICHTUNG KNOCHEN.
UND BEIM EINSATZ VON INSTRUMENTEN, BOHRERN ODER DEM EINBRINGEN VON IMPLANTATTEILEN SOLLTE MAN IMMER ABGESTÜTZT ARBEITEN.
SCHNITTFÜHRUNG IN DER BEFESTIGTEN GINGIVA
SAUBERE LAPPEN-PRÄPARATION (MIT PINZETTE NICHT LAPPENRAND GREIFEN)
DREI-PUNKT-ABSTÜTZUNG
DEN BOHRER FÜHREN UND ANGULATION BEACHTEN.
PROF. DR. TOBIAS FRETWURST
PROF. DR. KATJA NELSON
MAN KANN ES MIT KOCHEN VERGLEICHEN. BEI JEDEM EINGRIFF IST ES UNABDINGBAR DIE GRUNDREGELN ZU BEACHTEN.
TUT MAN DAS...
...DANN WIRD DAS IMPLANTAT ERFOLGREICH!
VERSTEHE, LASS ICH DIE GRUNDLAGEN UNBEACHTET, WIRD MEINE IMPLANTATION NICHT ERFOLG-REICH.

1 Grundregeln

Tobias Fretwurst | Katja Nelson

Anästhesie

Als Lokalanästhetikum bieten sich die in der Zahnmedizin gängigen Präparate an, sofern keine Kontraindikationen vorliegen. Für eine Einzelzahnimplantation sind 2 ml Articain 1:100 000 vestibulär und 2 ml lingual (beziehungsweise 0,5 ml palatinal) als Infiltrationsanästhesie notwendig. Ein hoher Vasokonstriktor-Zusatz ist zu empfehlen, da die lokale Gefäßverengung zu einer längeren Wirkdauer und einer relativen Blutarmut und somit besseren OP-Übersicht führt. Dennoch ist zu bemerken, dass die OP-Zeit auf maximal 1,5 Stunden begrenzt ist. Bei mehreren Operationsgebieten in einer Sitzung (z. B. verschiedene Quadranten) empfiehlt sich, erst nach Abschluss im ersten Operationsgebiet mit der Anästhesie der weiteren Gebiete zu beginnen, um so die maximale Wirkdauer jeweils nutzen zu können. Bei initial verstärkter Blutung (zu bemerken beispielsweise gleich bei der ersten Inzision) sollte man sich auf eine verkürzte Wirkungsdauer des Lokalanästhetikums und somit

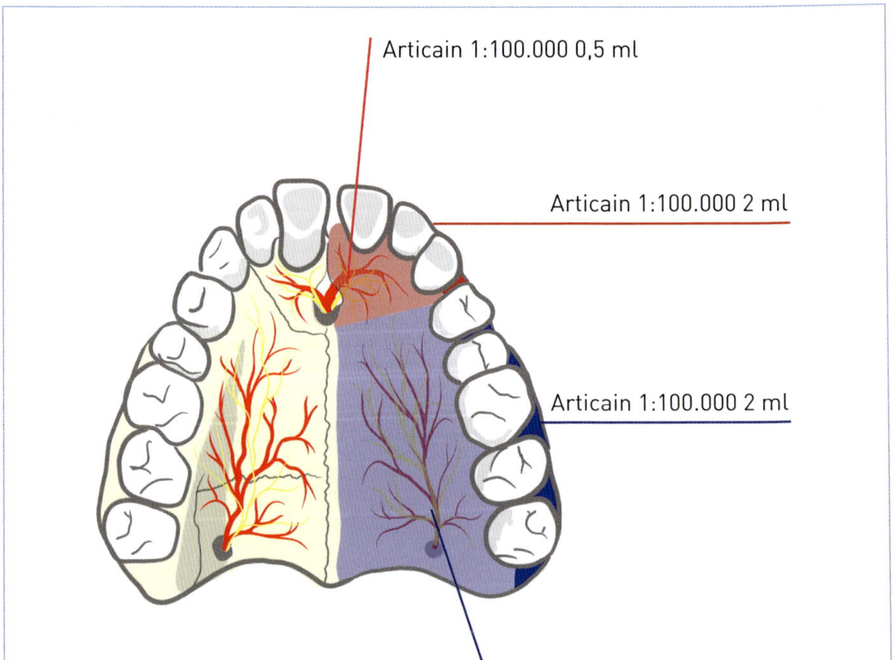

Abb. 1-1 Innervationsgebiet N. palatinus major (hellblau), Leitungsanästhesie (max. 0,5 ml); Innervationsgebiet N. nasopalatinus (hellrot), Leitungsanästhesie (max. 0,5 ml); Innverationsgebiet N. infraorbitalis (dunkelblau), Infiltrationsanästhesie vestibulär (2 ml)

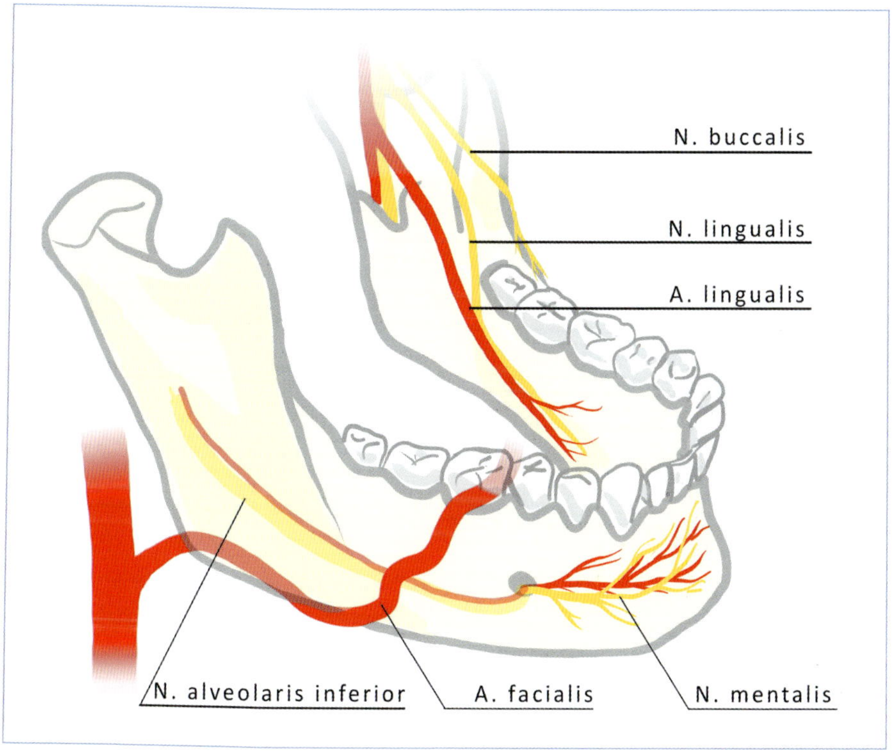

Abb. 1-2 Äste des Nervus mandibularis.

auch geringere OP-Dauer einstellen. Eine auffällig stärkere Blutung während der initialen Inzision kann des Weiteren ein Hinweis auf eine persistierende Entzündung, eine Antikoagulation des Patienten oder ein Hypertonus sein. Eine Nachinjektion (CAVE: Grenzdosen beachten) zeigt nur geringe Auswirkungen auf die Analgesiedauer.

Bei der Implantation im Unterkiefer sollte als lokale Anästhesie keine Leitungsanästhesie gewählt werden. So lässt sich während der OP eine Nähe zum Canalis mandibularis durch das Schmerzempfinden/Druckgefühl des Patienten wahrnehmen. Einzige Ausnahme ist die Leitungsanästhesie bei der Sofortimplantation und bei der Explantation. Die Patienten klagen bei Explantation häufig über erhebliche Schmerzen, sodass eine Leitungsanästhesie des N. alveolaris inferior und des N. lingualis sowie eine Anästhesie des N. buccalis ratsam ist (Abb. 1-1 und 1-2). Bei der Infiltrationsanästhesie sollte das Anästhetikum möglichst tief in der Mukosa und unter Beachtung des Innervationsgebietes der jeweiligen Nerven erfolgen. Grund für eine geringe Wirksamkeit der Anästhesie kann ein zu oberflächlich gesetztes Depot sein.

Abgestützt Arbeiten

Generell sollte abgestützt gearbeitet werden, um eine unbeabsichtigte Traumatisierung von Nachbargewebe zu vermeiden. Hierfür wird in der Regel der Mittel- bzw. Ringfinger der instrumentierenden Hand auf der Zahnreihe oder an anderen Punkten abgestützt (Abb. 1-3 bis 1-5 und Video 1-1).

Bei der Nutzung von Schraubendreher oder beim manuellen Einschrauben von Implantaten mittels Einbringhilfe sollte immer eine Dreipunktabstützung gewählt werden.

Wie? Ein Finger verbleibt immer auf dem Instrument zur Lagesicherung. Hierfür stabilisiert ein Finger der einen Hand den Schraubendreher/die Einbringhilfe in der vertikalen Achse, während das Einschrauben durch den Daumen und einen weiteren Finger durchgeführt wird (Abb. 1-6, 1-7 und Video 1-2).

Warum? Zum einen kann die Achse des Instrumentes bzw. des Implantates kontrolliert werden. Zum anderen kann die Gefahr des Verschluckens/der Aspiration des Instrumentes durch den Patienten reduziert werden.

Bis die Dreipunktfixierung internalisiert ist, sollte Zahnseide zur Sicherung des Schraubendrehers eingesetzt werden. Für die Sicherung des Schraubendrehers wird vor der Anwendung ein ca. 10 cm langes Stück Zahnseide durch die Öse (falls vorhanden) oder Schulter des Schraubendrehers gefädelt. Die Sicherung der Zahnseide kann durch den Behandler selbst (Fixierung der Zahnseide mittels Ringfinger/kleiner Finger) oder durch die OP-Assistenz gewährleistet werden. In der Regel kommt es zum „Aufwinden" der Zahnseide um den Schraubendreher; der Faden sollte dann immer wieder in die Ursprungslänge gebracht werden.

Video 1-1 Abstützung am Nachbarzahn.

Video 1-2 Sicherung des Schraubendrehers.

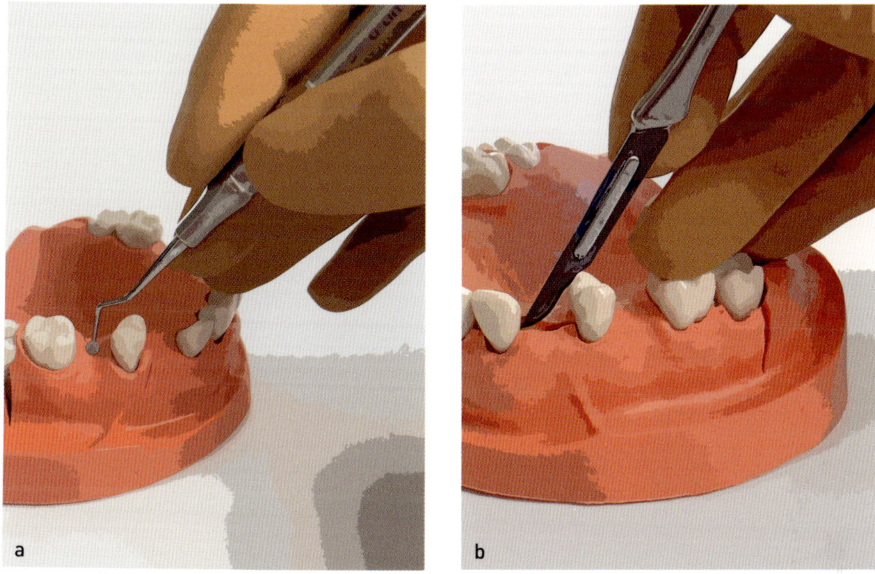

Abb. 1-3 Abstützung I. Während des Einsatzes von Instrumenten sollte sich grundsätzlich an den Nachbarzähnen abgestützt werden, wie z. B. bei der gründlichen Kürettage nach Zahnentfernung (a). Auch weiter entfernte Zähne des Zahnbogens können zur Abstützung (z. B. bei der Schnittführung) (b) genutzt werden. Hierfür kann es ratsam sein, statt des Mittelfingers den Ringfinger oder kleinen Finger zu benutzen.

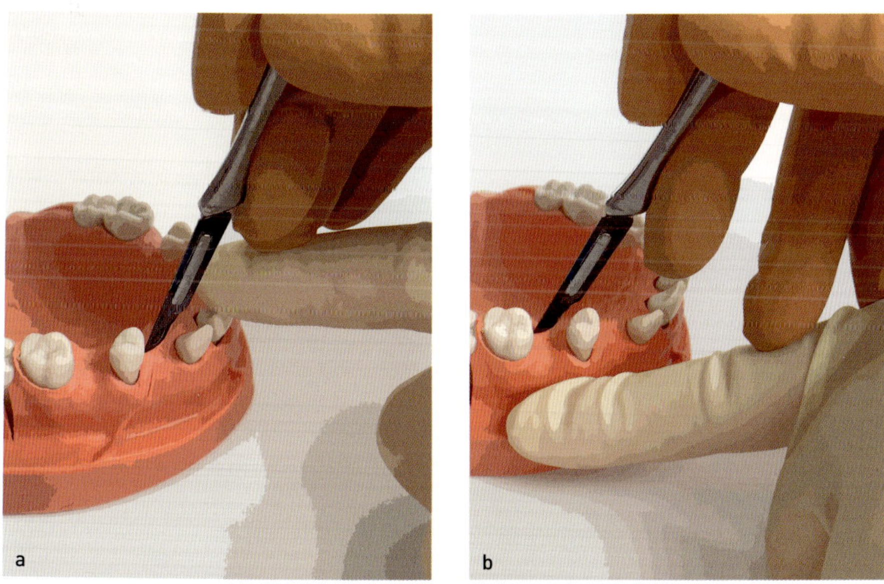

Abb. 1-4 Abstützung II. Sollte durch das Abstützen am Nachbarzahn der Bewegungsradius beispielsweise des Skalpells eingeschränkt sein, können Finger der freien anderen Hand als Unterlage benutzt werden (a). Die zweite Hand kann auch auf der vestibulären Schleimhaut (in der Umschlagfalte) abgelegt werden (b).

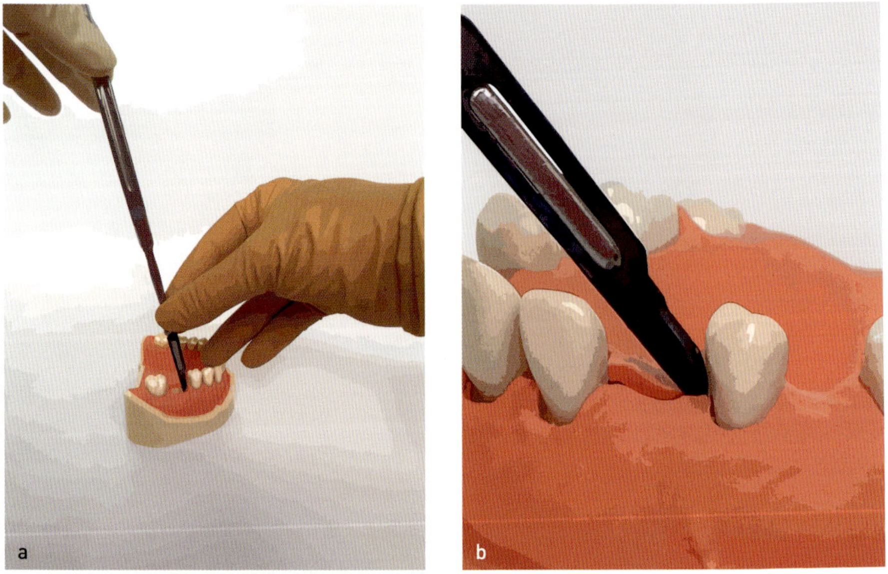

Abb. 1-5 Abstützung III. Häufig lässt sich die Gingiva in einer Schaltlücke im Molarenbereich (gerade im Unterkiefer) im Bereich der Papille des angrenzenden Nachbarzahnes nicht vollständig scharf durchtrennen. Die Lappenpräparation fällt dann schwer oder gelingt nicht adäquat. Der Skalpellgriff kann tendenziell nach distal geneigt werden (a). Am oberen Anteil des Skalpellhalters kann dann die freie Hand (zusätzlich extraoral abgestützt) das Skalpell entsprechend schwenken.

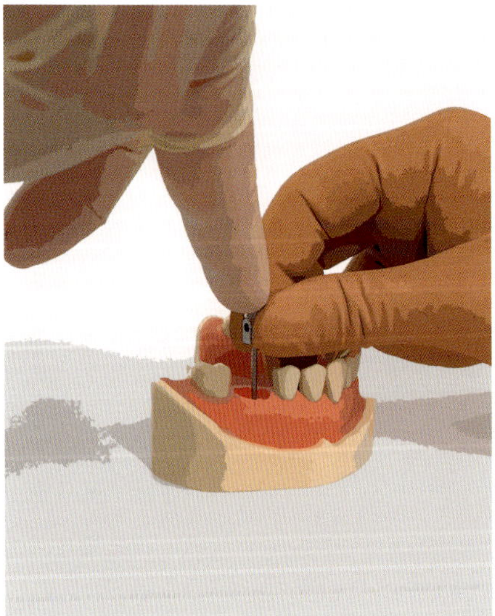

Abb. 1-6 Dreipunktabstützung. Die Dreipunktabstützung des Schraubendrehers soll eine Aspiration oder ein Verschlucken des Instrumentes verhindern. Abstützung unter Nutzung beider Hände: Weiß ist der Zeigefinger der linken Hand.

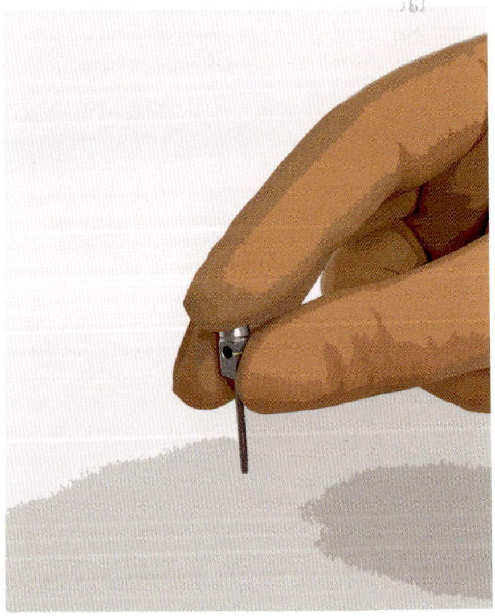

Abb. 1-7 Handhabung und Führung des Schraubendrehers mit einer Hand. Der Zeigefinger sichert den Schraubendreher.

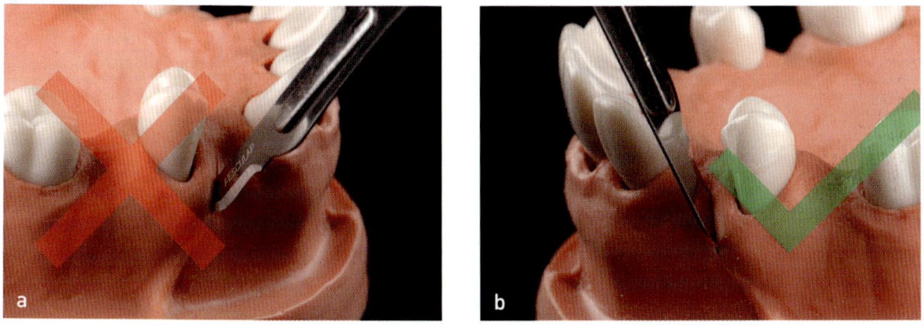

Abb. 1-8 Führung der Skalpellklinge: links: falsche Führung der Skalpellklinge mit der Schneidefläche vom Knochen weg zeigend; rechts: korrekte Führung der Skalpellklinge mit der Schneidefläche Richtung Knochen zeigend.

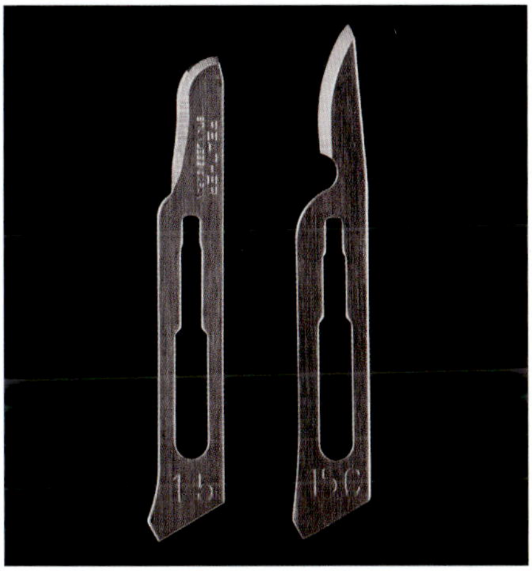

Abb. 1-9 Die 15C-Klinge verläuft zum Ende hin spitz, während die 15er Klinge eine flachere Schneidefläche aufweist. Wir verwenden standardmäßig die 15C-Klinge und in speziellen Fällen, beispielsweise bei der Entnahme eines Freien Schleimhauttransplantates, die 15er Klinge.

Schnitt

Die Klinge muss in Richtung des Knochens zeigen (Abb. 1-8) und hat *immer* Knochenkontakt bei der Schnittführung eines Mukoperiostlappens. Die Schnittführung sollte senkrecht zur Knochenoberfläche erfolgen, um auslaufende Lappenränder zu vermeiden. Die einzige Ausnahme bildet die Präparation eines Mukosalappens bei der Implantatfreilegung; hier ist ein Knochenkontakt kontraindiziert (Kapitel 6). Die in der Implantatchirurgie am häufigsten verwendeten Skalpellklingen sind die Nummer 15 und die Nummer 15C (Abb. 1-9).

Prinzipiell gilt: Bereits bei der ersten OP, sei es die Augmentation oder Implantation, wird die Schnittführung so gewählt, dass sie auch für die Freilegungs-OP optimal ist. Der Schnitt erfolgt, wenn immer möglich, in der befestigten Gingiva!

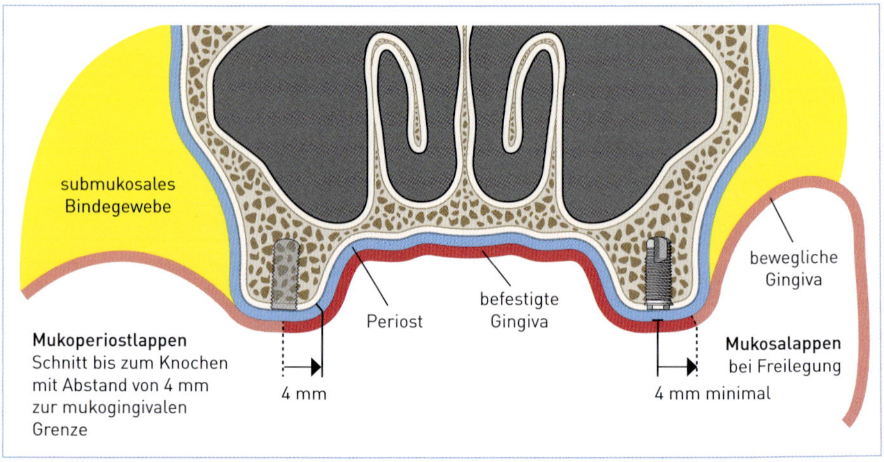

Abb. 1-10 Schnittführung im Oberkiefer: Die Schnittführung im Implantationsgebiet sollte mit einem Abstand von mindestens 4 mm zur mukogingivalen Grenzlinie erfolgen. Bei der Implantation erfolgt die Schnitttiefe bis auf den Knochen zur Bildung eines Mukoperiostlappens, während bei der Freilegung nur ein Mukosalappen präpariert wird.

Im zahnlosen Kieferbereich (Implantatregion): Ideal ist 4 mm von der mukogingivalen Grenze entfernt (im Oberkiefer immer möglich), um ausreichend befestigte Gingiva periimplantär zu erhalten (Abb. 1-10).

Ausnahme Unterkiefer: Häufig ist im Unterkiefer nicht mehr als 2–4 mm befestigte Gingiva vorhanden; dann gilt die Grundregel, mittig der vorhandenen befestigten Gingiva den Schnitt zu platzieren (siehe Kapitel 4 und 6).

Oberkiefer (ästhetische Zone 15–25): Im Oberkiefer sollten in der ästhetischen Zone (Regio 15–25) vertikale Entlastungen an Zähnen vermieden und eine marginale Schnittführung an Zähnen bevorzugt werden (Video 1-3). So lässt sich eine ästhetisch ungünstige Narbenbildung vermeiden. Die Schnittführung kann beliebig lang gewählt werden.

Bei großen Augmentationen kann durch Ausdehnung der Schnittführung über mehrere Zähne sowie Periostschlitzung ein spannungsfreier Wundverschluss ermöglicht werden.

Lappenpräparation

In der oralen Chirurgie sollten Pinzetten mit Steg und einem feinen Arbeitsteil eingesetzt werden, um eine ausreichende Stabilität zu gewährleisten. Die Pinzetten sollten ferner ausreichend lang sein. Bei der Präparation von Lappen-

Abb. 1-11 Pinzettenhandhabung I. Die Pinzette sollte nicht zum Greifen des Lappens und bei der Lappenpräparation nur im geschlossenen Zustand verwendet werden.

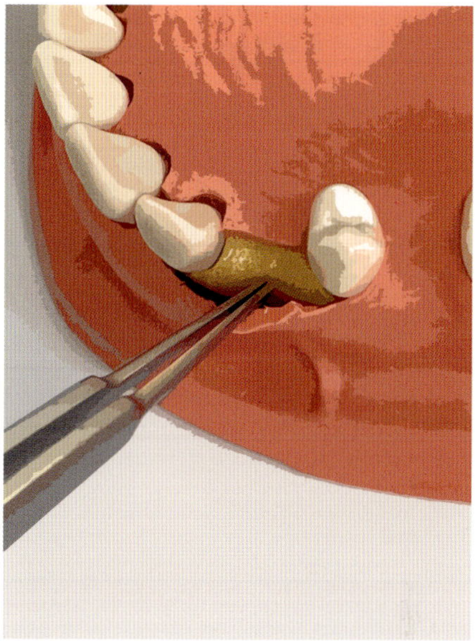

Video 1-3 Schnittführung in der ästhetischen Zone ohne vertikale Entlastung.

plastiken sollte die Pinzette nicht zum Greifen des Lappenrandes eingesetzt werden. Häufig kommt es durch diese Benutzung zur Mikroperforationen und Hämatomen der Schleimhaut. Die Verwendung der Pinzette im geschlossenen Zustand zum Abhalten von Weichgewebe ist probat (Abb. 1-11). Ausnahme: Bei der Periostschlitzung wird die Pinzette zum Greifen des Mukoperiostlappens tief im Vestibulum eingesetzt (Abb. 1-12). Wundhaken (wie z. B. Langenbeck, Eschler) sollten ebenfalls nicht routinemäßig zum Abhalten eines Weichgewebelappens verwendet werden, um eine Quetschung oder Druck auf dem Lappen zu vermeiden.

Bei der subperiostalen Präparation (Mukoperiostlappen) muss sichergestellt werden, dass das Periost vollständig vom Knochen abgelöst wird (Abb. 1-13). Sollte das Periost nur schwer zu lösen sein, empfiehlt es sich, dieses wiederholt mit dem Skalpell scharf zu durchtrennen (Video 1-4). Hierfür kann ein alternierender Instrumentenwechsel notwendig werden. Es bietet sich an, mit einem Instrument den Lappen unter Spannung zu halten. So sieht man auch besser, wo genau man schneiden muss.

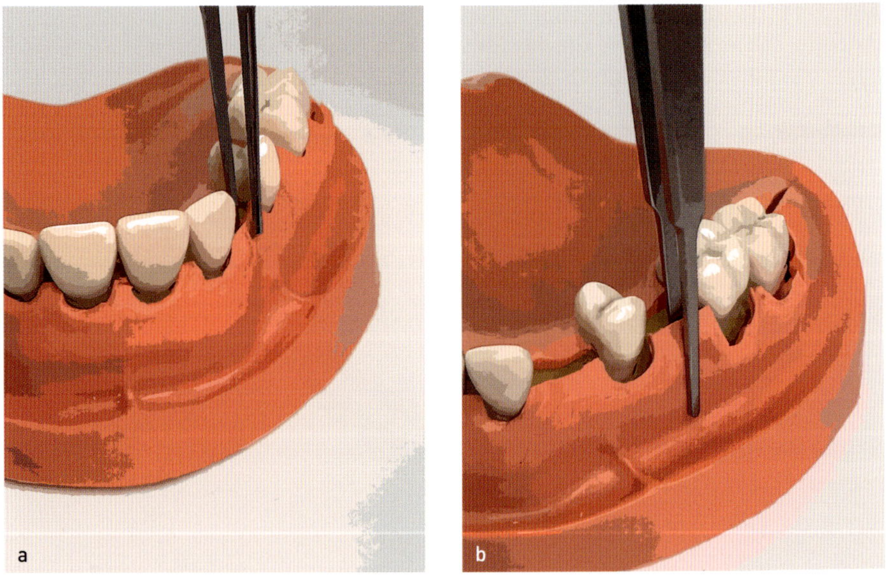

Abb. 1-12 Pinzettenhandhabung II. Bei der Periostschlitzung darf der Lappen zwar gegriffen werden, jedoch nicht am Lappenrand (a), sondern in der Tiefe des Vestibulums (b).

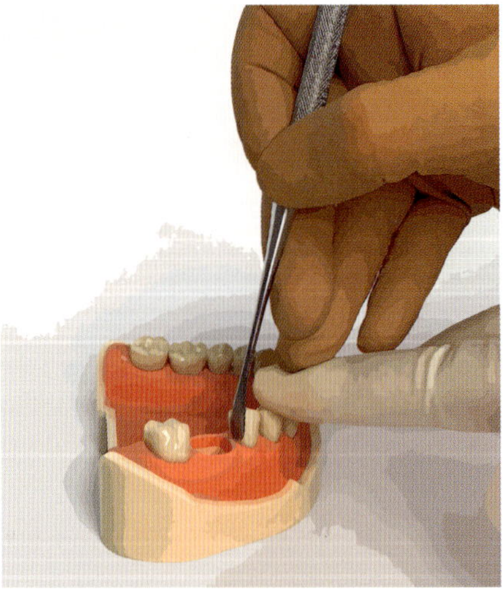

Abb. 1-13 Beim Arbeiten mit dem Freer sollte immer abgestützt gearbeitet werden. Mit dem Freer werden drehende Bewegungen ausgeführt.

Video 1-4 Scharfe Durchtrennung Periost.

Implantation

Wichtig ist das abgestützte Bohren. Nach der Implantatbohrung sollte vor der Implantatinsertion eine linguale oder vestibuläre Perforation mittels stumpfer Sonde/Parodontalsonde ausgeschlossen werden. Sollte es zur kortikalen Perforation lingual im Unterkiefer (siehe Kapitel 5) gekommen sein, ist die Implantation abzubrechen. Bitte auch mögliche Gefäßverletzungen (Mundbodenhämatom) in Betracht ziehen. Kommt es zur Gefäßverletzung mit Einblutung in den Mundboden, kann sich diese durch eine Schwellung im Mundbodenbereich und/oder „kloßige" Sprache darstellen. Der Patient sollte dann mindestens 1 Stunde beobachtet werden. Sollte diese progredient sein, so muss der Patient in eine Fachklinik überwiesen werden.

Bei der Implantatbettpräparation im Ober- und Unterkiefer sollte das Winkelstück nach außen geschwenkt werden (vestibulär-orale Ausrichtung, Abb. 1-14). Ansonsten kann es zum Verkanten des Winkelstückes an den Nachbarzähnen kommen, was zu einer Achsabweichung des Winkelstückes führen kann (Abb. 1-15 und 1-16). Eine Bohrerverlängerung kann das Aufsetzen am Nachbarzahn verhindern, kann allerdings häufig aufgrund der mangelnden Mundöffnung nicht eingesetzt werden. Sowohl im Unterkiefer als auch im Oberkiefer sollte die Implantatachse anhand der Fissuren der

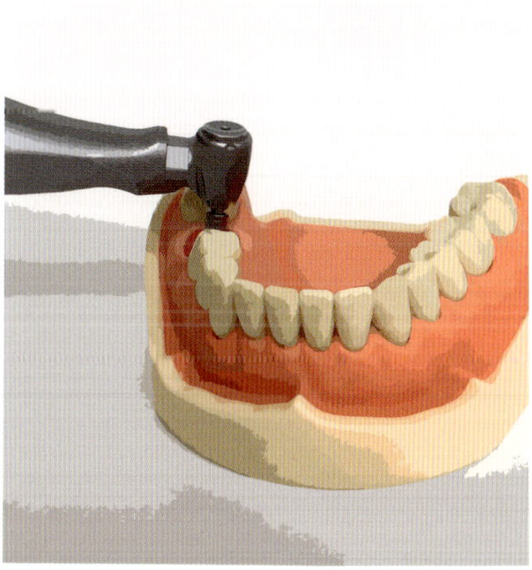

Abb. 1-14 Ausrichtung Winkelstück. Vestibuläre Ausrichtung des Winkelstückes in Schalt- und Freiendsituationen.

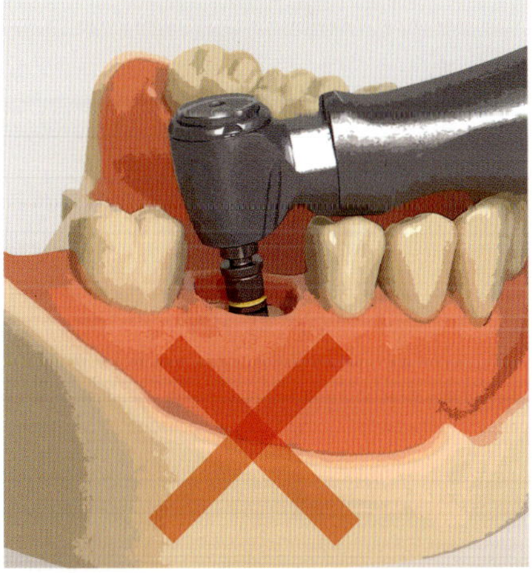

Abb. 1-15 Achsabweichung Winkelstück mesiodistal. Wenn das Winkelstück nicht entsprechend nach außen geschwenkt wird, setzt es ab einer gewissen Tiefe des Bohrers auf den Nachbarzähnen auf. Dies kann zur Achsabweichung führen, die unbemerkt bleiben kann.

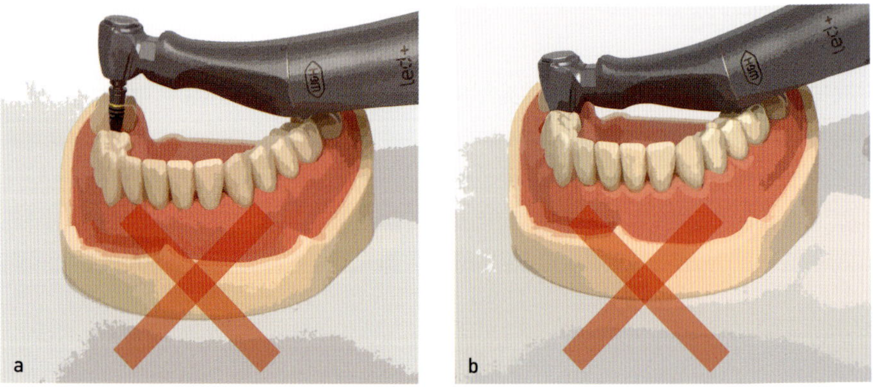

Abb. 1-16 Achsabweisung Winkelstück vestibulär-oral. Auch auf der kontralateralen Seite kann das Winkelstück aufsetzten und so zur Achsabweichung der Implantatachse führen. Dies ist durch das Schwenken des Winkelstückes nach vestibulär vermeidbar (siehe Abb. 1-14).

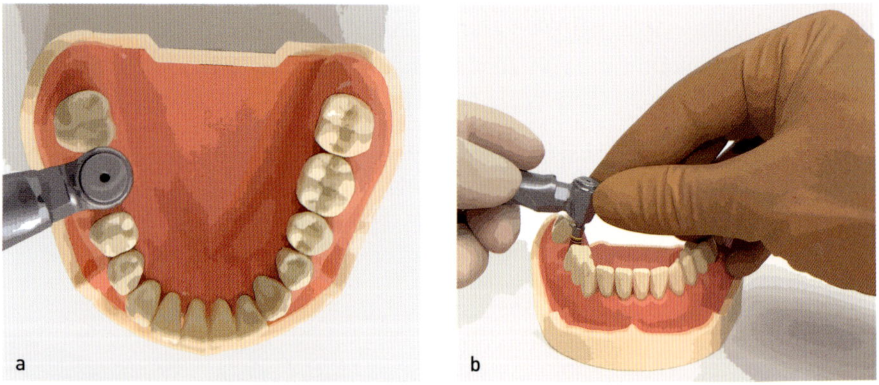

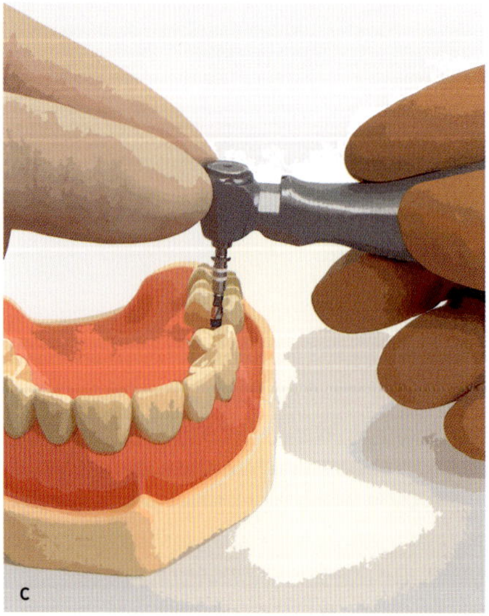

Abb. 1-17 Die Implantatachse in oral-vestibulärer Richtung wird an Hand der Fissuren der Nachbarzähne ausgerichtet (a). Im Unterkiefer ist dabei die Kronenflucht nach lingual zu beachten (b). Im Oberkiefer ist ebenfalls die oral-vestibuäre Positionierung der Implantatachse anhand der Fissuren der Nachbarzähne anzustreben (c); der Bohrer sollte mit der linken Hand zusätzlich geführt werden, um eine versehentliche Achsenabweichung zu verhindern.

Nachbarzähne ausgerichtet werden; dabei ist vor allem im Unterkiefer die Kronenflucht nach lingual zu beachten (Abb. 1-17). Der Winkelstückkopf kann bei der Implantatbettbohrung mit den Fingern der anderen Hand zusätzlich stabilisiert werden.

Bohrprotokoll

Als erster Schritt der Implantation kann die Implantatposition mit einem Rosenbohrer markiert (Abb. 1-18a) und anschließend mit dem Pilotbohrer (Abb. 1-18b) auf die Implantatlänge aufbereitet werden. Mit der Pilotbohrung legt man die definitive Länge und Richtung des Implantates fest. Länge und Richtung können mit einer Messlehre (auch Parallelisierungspfosten genannt) kontrolliert werden (Abb. 1-18c). Die folgenden Bohrungen dienen der Durchmessererweiterung und erfolgen in der Regel immer in der geplanten Implantatlänge. Dies wird mit sog. Formbohrern (oder Spiralbohrern) durchgeführt (Abb. 1-18d). Es sollte während des Bohrprotokolls geprüft werden, dass keine ossäre Perforation nach oral, vestibulär und in den Canalis mandibularis erfolgt ist (Abb. 1-18e), dies kann mittels eines stumpfen Instruments (Silberblattsonde oder PA-Sonde) erfolgen. Bei sehr kortikalem Knochen (D1-/D2-Knochen, häufig im Unterkiefer, siehe Kapitel 4) sollte ein Gewindeschnitt durchgeführt werden (Abb. 1-18f). Bei der Implantatbettaufbereitung muss auf ausreichend Wasserkühlung geachtet werden, und die Umdrehungszahl des Winkelstücks sollte den Empfehlungen des Implantatherstellers entsprechen (in der Regel 400–800 Umdrehungen/Minute). Nach den Bohrungen und dem Gewindeschnitt kann das Implantat eingebracht werden (Abb. 1-18g). Dies kann per Hand oder maschinell erfolgen.

Knochenqualität

Während der Oberkiefer meistens aus D2- oder D3-Knochen besteht, überwiegt im Unterkiefer die D1-oder D2-Knochenqualität (Abb. 1-19).

- Merkhilfe: Schulnote 1 = sehr gut = hauptsächlich kortikaler Knochen.

Aktuell gibt es kein Verfahren, mit dem sich die Knochenqualität präoperativ bestimmen lässt. Auch die zahnärztlich dreidimensionale Röntgendiagnostik erlaubt hier keine eindeutigen Rückschlüsse. Die Knochenqualität kann man taktil bei der Pilotbohrung erfassen. Diese Einschätzung bestimmt

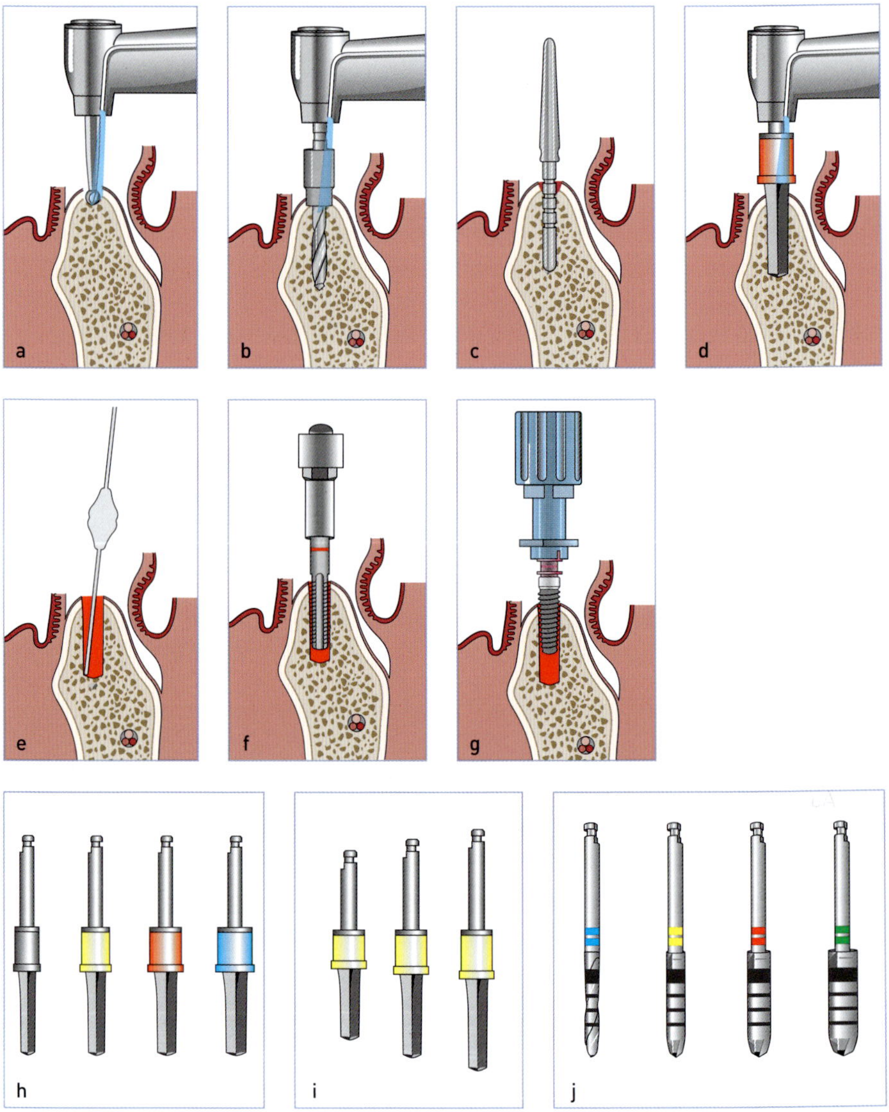

Abb. 1-18 Standard-Bohrprotokoll: (a) Markierung der Implantatposition mit einem Rosenbohrer; (b) Aufbereitung auf die Implantatlänge und -richtung mit dem Pilotbohrer; (c) Ablesen von Länge und Richtung mit einer Messlehre (Parallelisierungspfosten); (d) Bohrung mit Formbohrer; (e) Ausschluss einer ossären Perforation; (f) Gewindeschnitt bei D1-, D2-Knochen; (g) Einbringen des Implantates; (h und i) Beispielabbildungen für Formbohrer: (h) eine Länge (definiert), Durchmesser nimmt zu; (i) ein Durchmesser, Länge nimmt zu; (j) Beispielabbildung für Spiralbohrer mit Tiefenmarkierungen.

Knochenqualität				Primärstabilität	Konsequenz
Klasse D1	Sehr hart	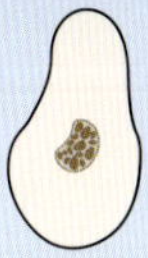	Fast ausschließlich homogene Kompakta	gut	Gewindeschnitt D1 oder D2 Bohrer bzw. Kortikalbohrer
Klasse D2		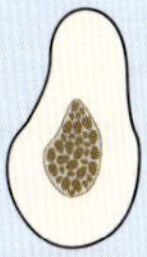	Breite Kompakta / engmaschige Spongiosa	gut	
Klasse D3		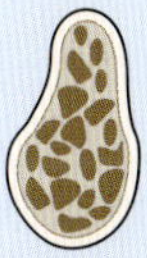	Dünne Kompakta / engmaschige Spongiosa	eingeschränkt	Letzten Bohrer durch Osteotom ersetzen oder unterdimensioniert aufbereiten
Klasse D4	Sehr weich	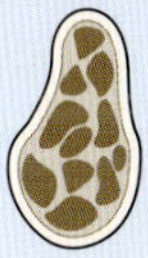	Dünne Kompakta / weitmaschige Spongiosa	gering	

Abb. 1-19 Einteilung der Knochenqualität nach Lekholm und Zarb (1985), in Bezug zur Aufbereitung des Implantatbetts.

dann die weiteren Schritte des Bohrprotokolls. Bei Klasse D1 und D2 kann ein Gewindeschnitt notwendig werden. Bei D3- und D4-Knochen kann eine unterdimensionierte Aufbereitung angewendet werden, um die Primärstabilität des Implantates zu erreichen.

Wundverschluss

Bei einfacher Implantatinsertion ist in der Regel keine Periostschlitzung notwendig. Sollte eine Augmentation durchgeführt, so kann eine Periostschlitzung notwendig werden.

Die Periostschlitzung ist die einzige Ausnahme, bei der die Pinzette zum Greifen des Lappens verwendet wird. Mit der Pinzette wird in der Tiefe des Vestibulums gegriffen und die Periostschlitzung erfolgt unterhalb der

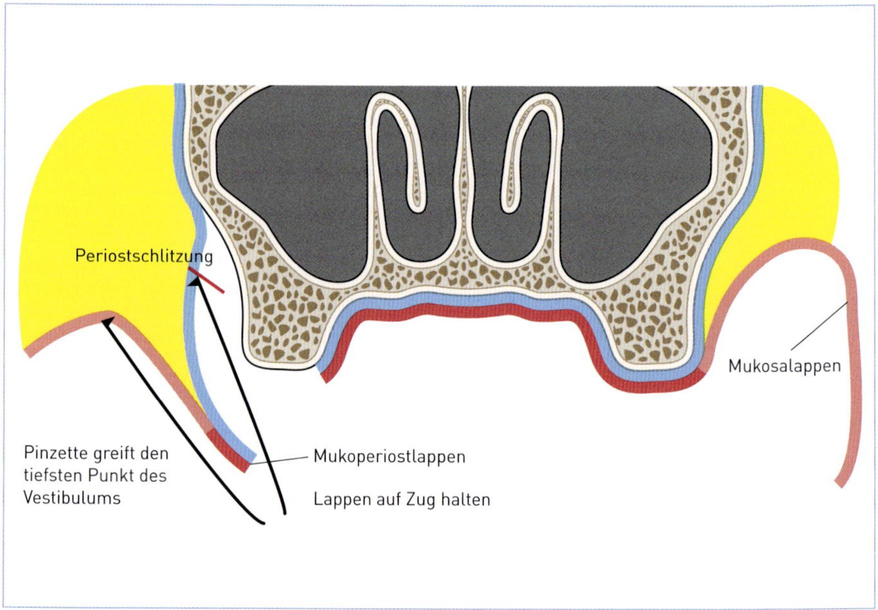

Abb. 1-20 Zur Periostschlitzung wird der Mukoperiostlappen mit der Pinzette im tiefsten Punkt des Vestibulums gegriffen. Während das Periost mit dem Skalpell oder der Präparationsschere vorsichtig durchtrennt wird, sollte der Lappen unter Spannung gehalten werden, um eine Entlastung sofort zu spüren.

Pinzette. Hieraus ergeben sich zwei Vorteile: Man schont den Lappenrand und verhindert eine Perforation des Mukoperiostlappens (Abb. 1-12 und Abb. 1-20). Bei der Periostschlitzung sollte stets eine scharfe Skalpellklinge verwendet werden. Der Lappen wird dabei mit der Pinzette unter Spannung gehalten, sodass die Durchtrennung des Periostes in Form eines Spannungsnachlasses gespürt werden kann. Dieses Nachlassen der Spannung ist unmittelbar bei der Schlitzung spürbar, ansonsten hat man das Periost nicht adäquat geschlitzt. Gerade die Periostschlitzung an den Rändern des Lappens sollte sorgfältig durchgeführt werden, um die notwendige Mobilität des Lappens zu erreichen. In bestimmten Situationen (z. B. in der Nähe des Foramen mentale) empfiehlt sich die stumpfe Periostschlitzung mithilfe einer Präparationsschere zum Schutz der Nachbarstrukturen (Abb. 1-21, siehe Kapitel 5).

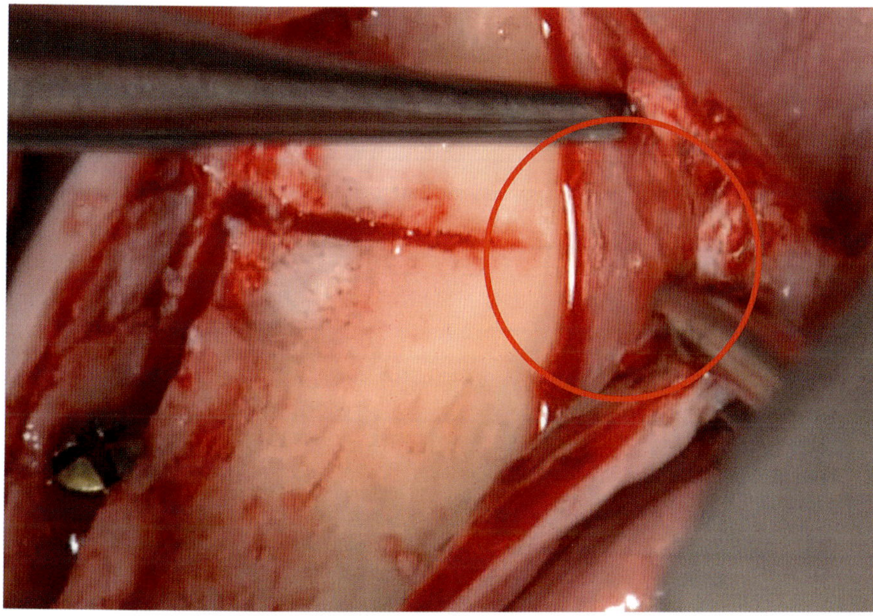

Abb. 1-21 Darstellung des weißlich blassen Periosts. Es ist in dieser Form nur zu sehen, wenn die subperiostale Präparation des Lappens sorgfältig erfolgt ist. Ist die Präparation des Mukoperiostlappens nicht vollständig erfolgt, sind subepitheliales Bindegewebe und Muskelanteile zu sehen. In diesem Fall sollte mit der Präparationsschere gearbeitet werden.

Stopp

- Keine Leitungsanästhesie bei der Implantation im Unterkiefer. Ausnahme: Explantation und Sofortimplantation im Seitenzahngebiet.
- Die Pinzette wird nicht zum Greifen des Lappenrandes eingesetzt. Ausnahme: Periostschlitzung, dann Greifen in der Tiefe des Vestibulums.
- Wundhaken werden nicht routinemäßig zum Abhalten der Weichteillappen eingesetzt.

Go

- Ausreichend Infiltrationsanästhesie von vestibulär und oral.
- Orientierung: Skalpellklinge Richtung Knochen, Schnittführung in der befestigten Gingiva.
- Mukoperiostlappenpräparation bei der Standardimplantation. Mukosalappenpräparation bei der Freilegung.
- Dreipunktabstützung bei der Implantateinbringung.

Ausreichend Anästhesieren – abgestützt Arbeiten – Schnittführung in der befestigten Gingiva – saubere Lappenpräparation – spannungsfreier Wundverschluss

Tipps

- Eine atraumatische Vorgehensweise wird möglich, wenn der präparierte Weichgewebelappen durch die Pinzettennutzung am Lappenrand nicht „gequetscht" wird.
- Bei dem Einsatz von Instrumenten, Bohrern oder dem Einbringen von Implantatteilen sollte man immer gesichert oder abgestützt arbeiten. Um ein Verschlucken oder eine Aspiration des Schraubendrehers oder der Implantatteile zu vermeiden, sollte stets eine Dreipunktabstützung gewählt werden. Der Schraubendreher kann zusätzlich mittels Zahnseide gesichert werden.
- Der Schnitt erfolgt, wenn immer möglich, in der befestigten Gingiva.

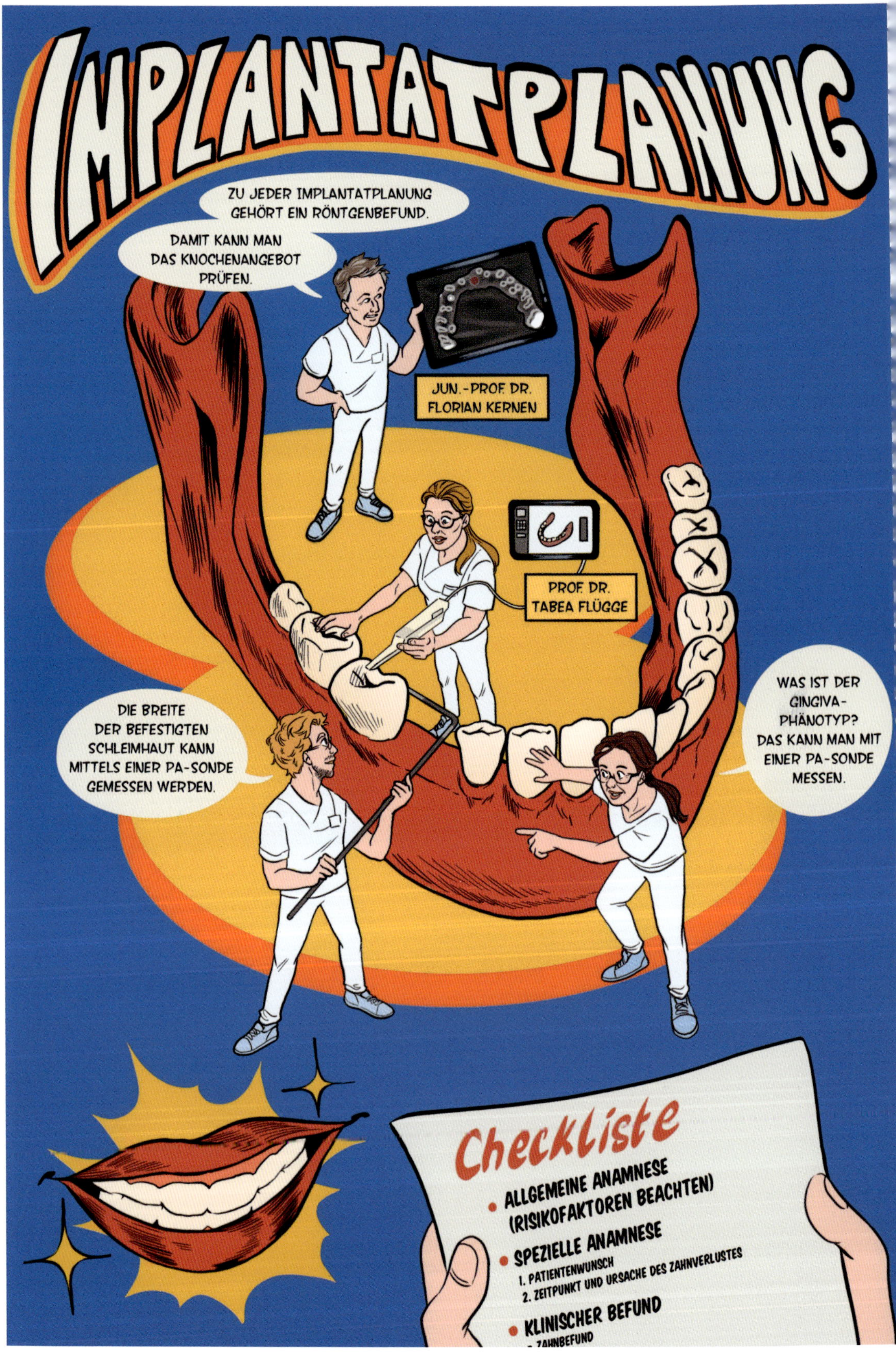
IMPLANTATPLANUNG
ZU JEDER IMPLANTATPLANUNG GEHÖRT EIN RÖNTGENBEFUND.
DAMIT KANN MAN DAS KNOCHENANGEBOT PRÜFEN.
JUN.-PROF. DR. FLORIAN KERNEN
PROF. DR. TABEA FLÜGGE
DIE BREITE DER BEFESTIGTEN SCHLEIMHAUT KANN MITTELS EINER PA-SONDE GEMESSEN WERDEN.
WAS IST DER GINGIVA-PHÄNOTYP? DAS KANN MAN MIT EINER PA-SONDE MESSEN.
Checkliste
ALLGEMEINE ANAMNESE (RISIKOFAKTOREN BEACHTEN)
SPEZIELLE ANAMNESE
1. PATIENTENWUNSCH
2. ZEITPUNKT UND URSACHE DES ZAHNVERLUSTES
KLINISCHER BEFUND
ZAHNBEFUND

2

Implantatplanung

Florian Kernen | Tabea Flügge | Tobias Fretwurst

Die implantatprothetische Planung richtet sich nach dem Patientenwunsch und stützt sich auf Anamnese, Klinik und Röntgenbefunde. Moderne Bildgebungs- und Planungssysteme können den Operateur unterstützen, die optimale Implantatposition zu realisieren, sind aber weder Voraussetzung noch Garant für eine erfolgreiche Therapie.

Vor Behandlungsbeginn sollten relevante Parameter anhand einer Checkliste erfasst werden. Die Checkliste beinhaltet folgende Parameter:

1. Vorbehandelnde/mitbehandelnde Ärzte
2. Allgemeine Anamnese
   - Insbesondere Risikofaktoren wie Bestrahlung, Medikamenteneinnahme, Immundefizienz, Diabetes mellitus, Nikotinkonsum (Kapitel 7)
3. Spezielle Anamnese
   - Patientenwunsch
   - Zeitpunkt und Ursache des Zahnverlustes
4. Klinischer Befund
   - Zahnbefund, Mundhygienestatus
     - Zahnlockerungen
     - Sondierungstiefen
     - Restaurationen
   - Kieferkammbreite (bone sounding)
   - Schleimhautbefund
     - Befestigte Gingiva
     - Gingivatyp (Phänotyp)
   - Prothetikbefund
     - Elongationen, Zahnachsenabweichung
     - Vorhandener Zahnersatz
     - Retentionsverlust
     - Okklusionsebene
     - Mittellinie
   - Funktionsbefund
     - Bisslage (mesial, distal, neutral)
     - Infraokklusion/Elongation
     - Vertikaldimension

- Laterotrusion (in mm)
- Mundöffnung (in mm)
- Ästhetikbefund
  - Sichtbarkeit der Zähne in Ruhelage (Fotodokumentation)
  - Sichtbarkeit der Zähne und der Gingiva bei maximalem Lachen (Fotodokumentation)

Kieferkammbreite

Breite, Höhe und Orientierung des Alveolarkamms, insbesondere die orovestibuläre Knochenausdehnung, sollten für die Auswahl der Implantatposition und -dimension (Länge, Durchmesser) in der klinischen Untersuchung erfasst werden (Abb. 2-1).

Um die Dicke der Schleimhaut zu messen, kann ein systematisches „Bone Sounding" angewendet werden, indem an definierten Punkten vestibulär und oral des zahnlosen Kieferabschnittes der Knochen sondiert und an den jeweiligen Punkten aufgezeichnet wird (Abb. 2-2). Die Schleimhautdicke wird von der Gesamtbreite des Alveolarkamms abgezogen, um die Knochenbreite zu erhalten.

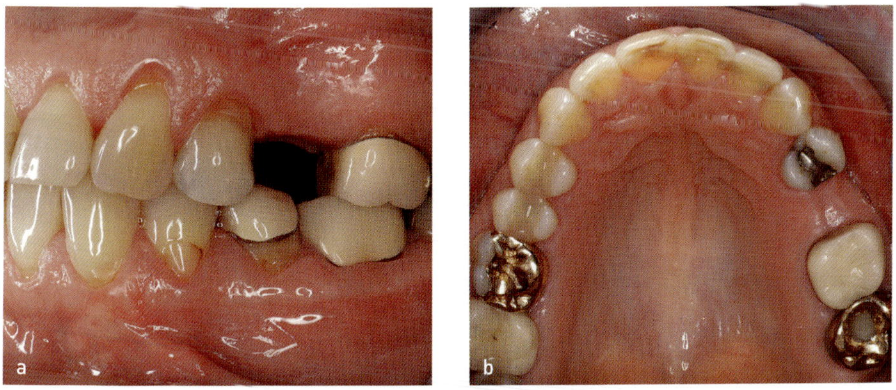

Abb. 2-1 Schaltlücke Regio 25. Kieferkammbreite und -höhe sollten beurteilt werden. Auf den klinischen Fotos ist erkennbar, dass die vertikale und horizontale Alveolarkammbreite nur gering atrophiert ist.

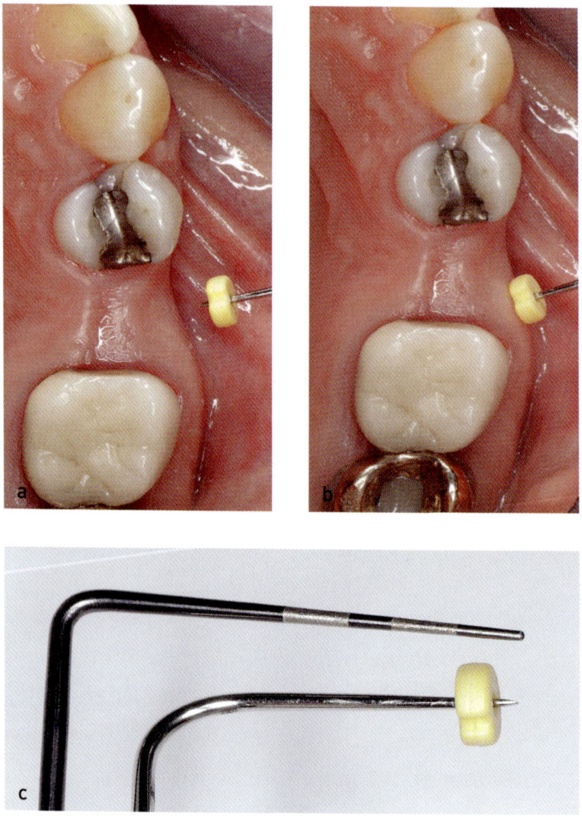

Abb. 2-2 Bone Sounding (Knochensondierung). (a) Für die indirekte Messung der vestibulär-oralen Knochenausdehnung durch Sondierung und Aufzeichnung der Gingivadicke entlang des zahnlosen Alveolarkamms kann eine zahnärztliche oder parodontale Sonde verwendet werden. (b) Gerade in der Mitte und im unteren Drittel des Alveolarkamms ist das Sounding wichtig, um Knocheneinziehungen zu erkennen. (c) Die Sonde kann beispielsweise mit einem Endo-Stopper/ Silikonstopper markiert werden.

Befestigte Gingiva

Die Breite der befestigten Gingiva bestimmt die Schnittführung (siehe Kapitel 1, 3, 4 und 6). Bei nicht ausreichend befestigter Gingiva sind Folgeeingriffe zur Verbreiterung notwendig (freies Schleimhauttransplantat, Vestibulumplastik; siehe Kapitel 6). Es ist wissenschaftlich nicht abschließend geklärt, ob die Menge an befestigter/keratinisierter Gingiva das Implantatüberleben beeinflusst (Abb. 2-3 und Video 2-1). Jedoch ist das Vorhandensein von periimplantärer befestigter Gingiva (Dicke und Länge > 2 mm) essentiell für den Erhalt des periimplantären Knochenniveaus.

Gingivatyp (dünner/dicker Phänotyp)

Die Dicke der Gingiva kann mit der Sonde gemessen werden (Abb. 2-4). Bei einer Gingivadicke > 2 mm werden an Implantaten seltener Gingivarezessionen und ein geringerer marginaler Knochenverlust sichtbar. Nachteil dünner Gingivatyp: leichte Traumatisierung der Gingiva („Einreißen“). Die erhöhte Trans-

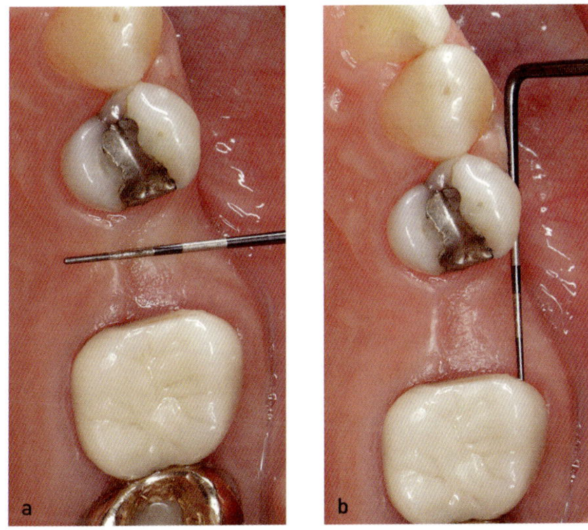

Abb. 2-3 Die Messung der befestigten Gingiva kann mit der PA-Sonde durchgeführt werden. Es kann hilfreich sein, die Wangen des Patienten dabei zu bewegen, um den Übergang zwischen befestigter und unbefestigter Gingiva besser darzustellen (mukogingivale Grenzlinie).

Video 2-1 Wangenzug zur besseren Darstellung der mukogingivalen Grenzlinie.

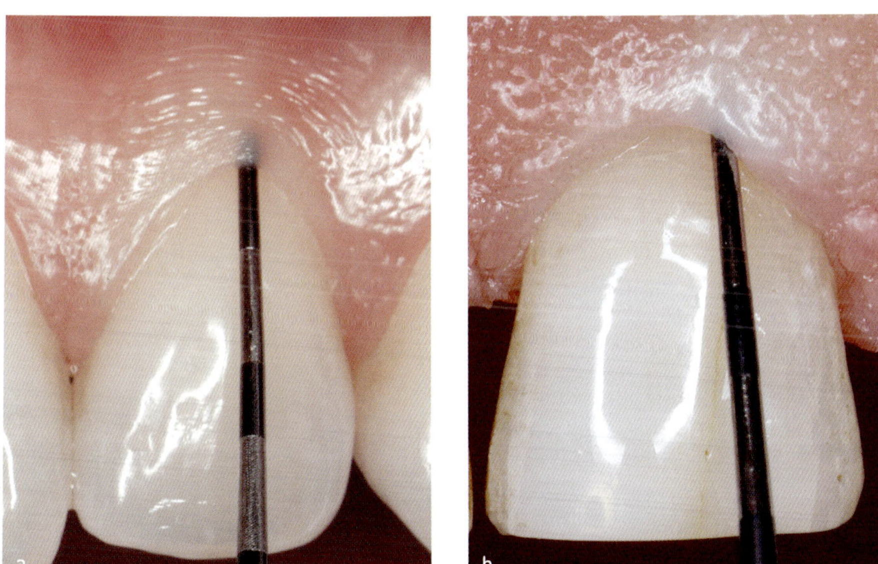

Abb. 2-4 Gingiva-Phänotyp: Der Phänotyp der Gingiva kann mithilfe einer Parodontalsonde bestimmt werden. Sieht man die Sonde beim Sondieren vollständig durchscheinen (a), liegt ein dünner Gingiva-Phänotyp vor. Sieht man die Sonde nicht durchscheinen, liegt ein dicker Gingiva-Phänotyp vor (b).

luzenz kann zum Durchscheinen von Implantat oder Restauration führen und somit ästhetisch unvorteilhaft sein.

Elongationen, Zahnachsenabweichung

Die antagonistische Be- und Verzahnung sollte für die Planung der implantatgetragenen Restauration beachtet werden. Insbesondere in der Molarenregion und bei Freiendsituationen kann eine geringere vertikale Dimension durch die Elongation von nicht abgestützten Antagonisten entstehen. Der vertikale Abstand zwischen Alveolarkamm und Antagonisten sollte ausreichen, um eine in Okklusion stehende implantatgetragene Restauration in diesem Bereich einzusetzen. Basierend auf der mindestens erforderlichen Materialstärke ist dies 10–12 mm von der Implantatschulter bis zur Okklusalebene.

Tipp

- Die Elongation von Antagonisten kann verhindert werden, indem man nach der Zahnentfernung eine Tiefziehschiene im Gegenkiefer oder im gleichen Kiefer mit ersetztem Zahn/ersetzten Zähnen eingliedert.

Ästhetikbefund

Die dentolabiale Analyse erfolgt bei maximalem Lachen, Lippenschluss und ruhenden Lippen (Abb. 2-5). Über 90 % der Menschen zeigen Papillen/Gingiva in der Frontzahn- und Prämolarenregion im Oberkiefer. Somit sollte die rote Ästhetik nicht nur bei Einzelzahnversorgungen, sondern auch bei teilbezahnten und zahnlosen Patienten berücksichtigt werden. Ziel unserer Planung ist, dass der Übergang von Implantatschulter zur Suprakonstruktion nicht in der ästhetischen Zone liegt.

Röntgenbefund

Zur jeder Implantatplanung gehört die Röntgenbildgebung für die Evaluation des Knochenangebotes, die Erkennung von Nachbarstrukturen sowie der Ausschluss von Pathologien des Knochens.

Eine Panoramaschichtaufnahme sollte immer für die orientierende Befundung angefertigt werden.

Vertikales und mesiodistales Knochenangebot können in der Panoramaschichtaufnahme gemessen werden. Verzerrungen der mesiodistalen

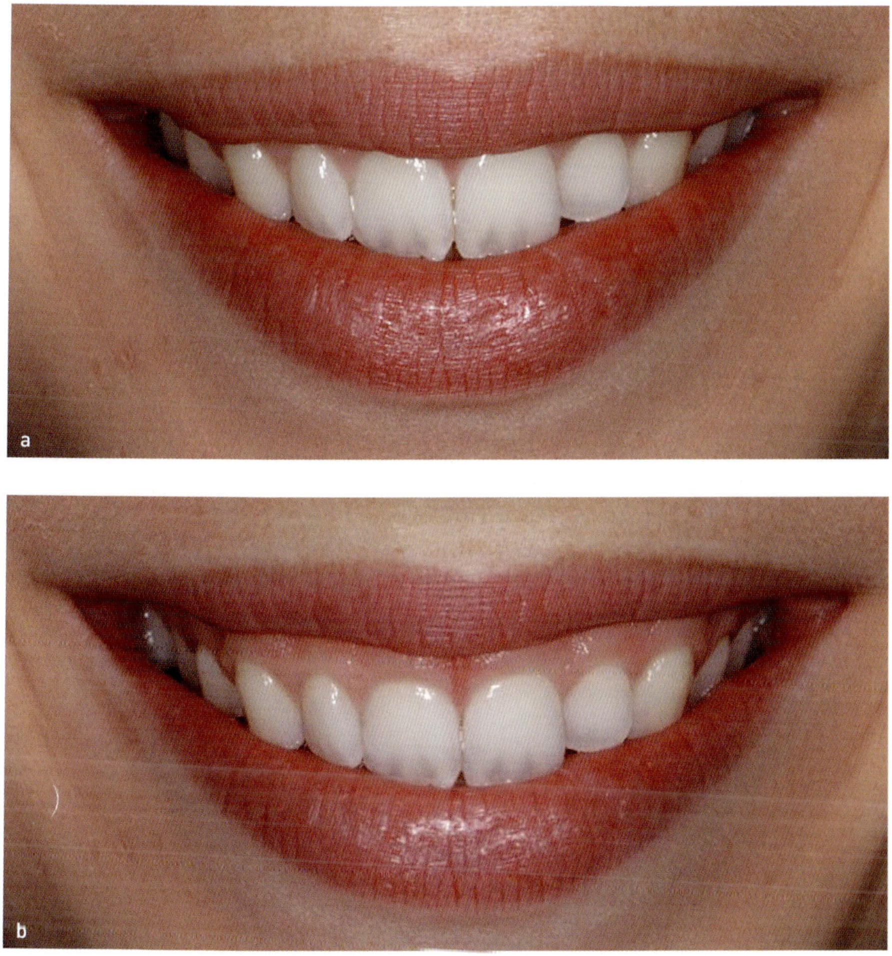

Abb. 2-5 Die individuell unterschiedliche Sichtbarkeit der Front- und Seitenzähne bzw. der Gingiva im Front- und Seitenzahnbereich beim Lächeln (sog. „Social Smile", oben) bzw. beim maximalen Lachen (unten) ist entscheidend für die Planung der Implantattherapie und sollte zu Behandlungsbeginn fotografisch aufgezeichnet werden.

Dimension treten insbesondere in der Eckzahn- und Prämolarenregion aufgrund der Kurvatur des Kiefers auf. Die klinische Messung der mesio-distalen Distanz sollte an den Kontaktpunkten der Nachbarzähne und am Gingivarand erfolgen. Eine Platzanforderung von mindestens 10 bis 12 mm von der Implantatschulter bis zur Okklusionsebene ist für eine erfolgreiche Implantatversorgung erforderlich.

Die Panoramaschichtaufnahme stellt anatomische Strukturen vergrößert dar. Für die Berechnung des Vergrößerungsfaktors in der geplanten Implantatregion kann ein Referenzkörper (röntgendichte Metallkugel) in einer Schiene befestigt werden, die der Patient während der Panoramaschichtaufnahme trägt. Anhand der Abbildung und der bekannten Größe des Referenzkörpers wird der Vergrößerungsfaktor errechnet und auf das Knochenangebot übertragen.

Beispiel:

- Realer Durchmesser Röntgenreferenzkugel = 5 mm;
- auf der Panoramaschichtaufnahme gemessener Durchmesser der Röntgenreferenzkugel = 5,3 mm;
- auf der Panoramaschichtaufnahme gemessenes vertikales Knochenangebot = 12,5 mm;
- reales vertikales Knochenangebot mit Dreisatz berechnet = (12,5/5,3) × 5 = 11,8 mm.

Dreidimensionale Röntgenaufnahmen können bei komplexen Ausgangssituationen und bei Patienten mit ausgeprägten Atrophien angefertigt werden. Die dreidimensionale Bildgebung ermöglicht den Einsatz moderner Behandlungsplanungssysteme. Die S2k-Leitlinie (awmf.org) „Dentale digitale Volumentomographie" gibt folgende Empfehlungen für den Einsatz dreidimensionaler Röntgenbildgebung in der Implantologie:

■ Deutliche anatomische Abweichungen des Alveolarfortsatzes/der Kieferrelation (Atrophie, Unterschnitte, Kieferhöhlensepten) – sagittal – transversal – vertikal
■ Zweifelhafter Erfolg nach Augmentation
■ Unsichere Darstellung anatomisch wichtiger Strukturen in der 2D-Diagnostik, wenn mit der 3D-Diagnostik eine Klärung zu erwarten ist
■ Pathologische Veränderungen mit weitergehendem Klärungsbedarf
■ Vorerkrankungen oder Voroperationen der Kieferhöhle mit Einfluss auf die Implantatversorgung im Oberkieferseitenzahnbereich
■ Sofortversorgung, navigationsgestützte Implantologie, komplexe interdisziplinäre Therapiekonzepte
■ Komplikationen nach Implantation oder Augmentation

Bei der Befundung sollte insbesondere auf Risikostrukturen geachtet werden (Abb. 2-6).

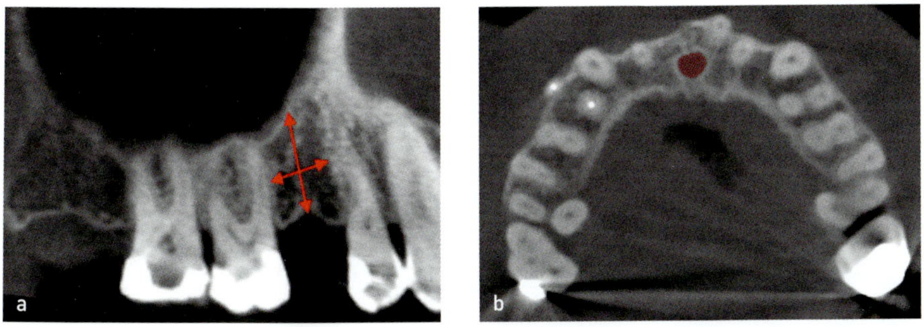

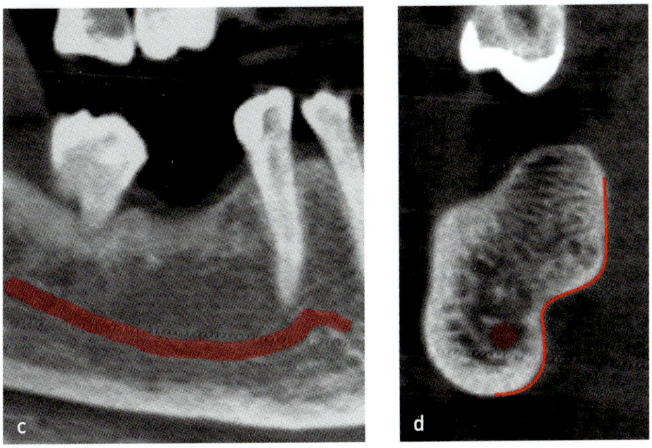

Abb. 2-6 Folgende Strukturen sollten bei der Implantatplanung geschont werden: Kiefer- und Nasenhöhle sowie Nachbarzähne (a), Canalis incisivus (b), Mandibularkanal (c, d), Foramen mentale und ggf. Inzisalkanal, Unterschnitte in der Molarenregion des Unterkiefers (d).

Die dreidimensionale Röntgenaufnahme erlaubt die verzerrungsfreie und dimensionsgetreue Darstellung der Anatomie. In sagittalen (a), koronalen (b) und axialen (c) Schnittbildern wird das Knochenangebot gemessen (Abb. 2-7).

Implantatposition

Folgendes ist bei der Implantatplanung einzuhalten (Abb. 2-8):

- 1,5 mm zwischen Implantat und Nachbarzahnwurzel,
- mind. 3 mm zwischen zwei Implantaten,
- mind. 2 mm bukkale und orale Knochenwandstärke,
- 3 mm vertikaler Abstand zwischen Implantatschulter und Schmelz-Zement-Grenze bzw. Gingivalsaum der Nachbarzähne.

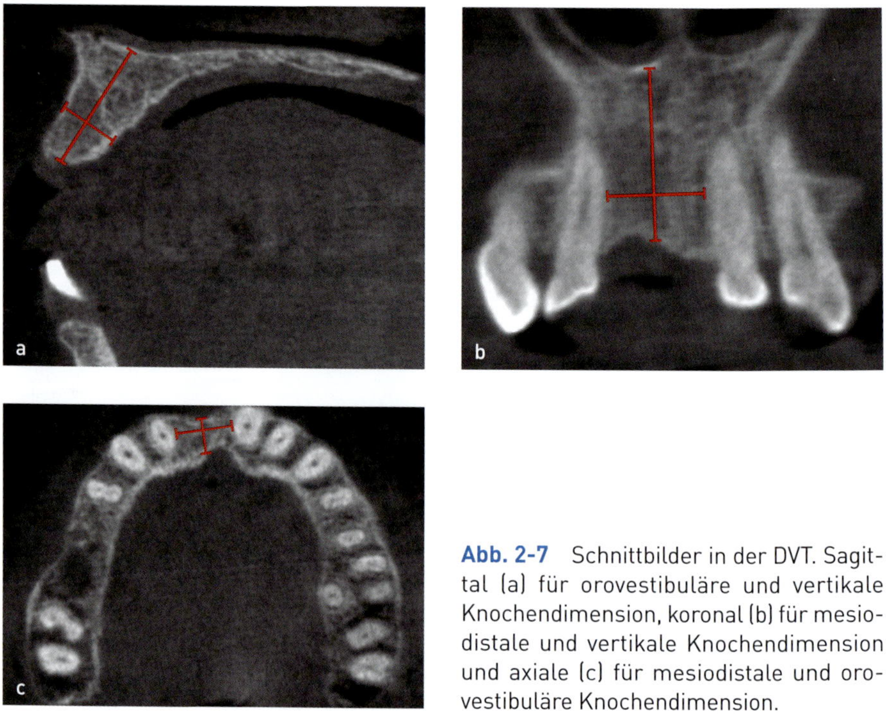

Abb. 2-7 Schnittbilder in der DVT. Sagittal (a) für orovestibuläre und vertikale Knochendimension, koronal (b) für mesiodistale und vertikale Knochendimension und axiale (c) für mesiodistale und orovestibuläre Knochendimension.

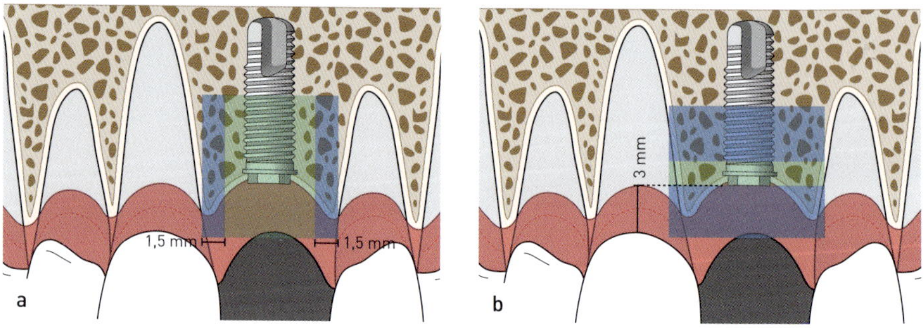

Abb. 2-8 Mindestabstände Implantat – Nachbarzähne.

Das Implantatdesign definiert die Insertionstiefe (suprakrestal, äquikrestal oder subkrestal). Ein Mindestabstand des Implantates von mind. 2 mm zu sensiblen Strukturen (N. alveolaris inferior, N. incisivus) sollte eingehalten werden, um deren Schädigung mit nachfolgenden Schmerzen bzw. Sensibilitätsstörungen zu vermeiden.

Bei einem Standarddurchmesserimplantat von ca. 4 mm benötigt man demnach eine horizontale Alveolarkammbreite von mindestens 8 mm vor Implantation. Wenn man mit der Implantologie beginnt, fällt es schwer, diese Breite einzuschätzen (Abb. 2-9a). Hier bietet es sich an, die horizontale Breite

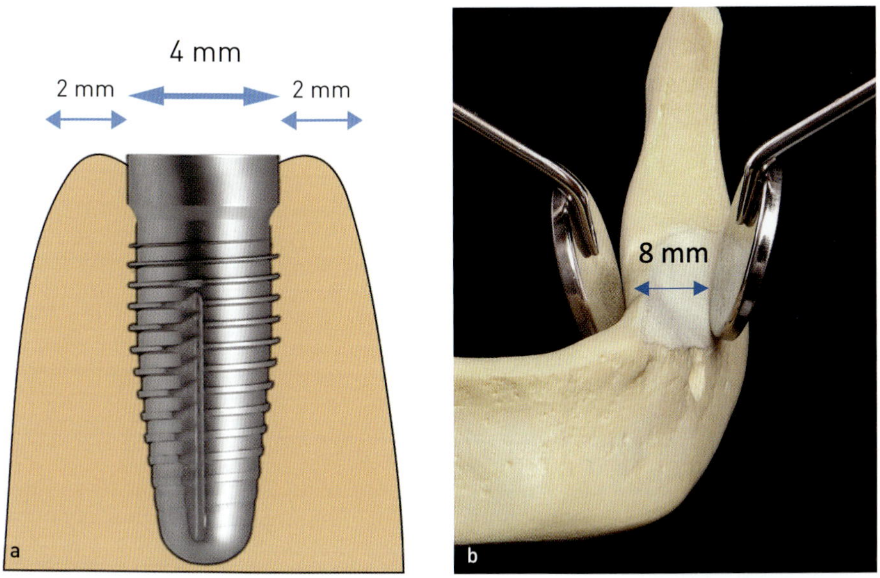

Abb. 2-9 Im Idealfall sind 2 mm Knochen bukkal und oral vorhanden (a). Sollte diese Mindestknochenmenge nicht vorhanden sein, so ist eine Augmentation sinnvoll. Die horizontale Knochenbreite kann mittels zweier Spiegel klinisch abgeschätzt werden, hier exemplarisch am Modell (b).

des Alveolarkamms mittels zweier Spiegel darzustellen (Abb. 2-9b). Mit diesem Vorgehen lässt sich auch der darunterliegende Knochen taktil erfassen. Dabei bemerkt man häufig, dass der Alveolarkamm des Unterkiefers doch breiter ist, als er initial krestal erscheint.

Aufbau Implantat

Grundsätzlich gibt es einteilige und zweiteilige Implantatsysteme. Zweiteilige Implantatysteme bestehen aus einem Implantatkörper, welcher in den Knochen inseriert wird, und einem Implantataufbau (Abutment), der durch eine Abutmentschraube fixiert wird. Auf diesem Abutment lässt sich die Suprakonstruktion befestigten (zementiert bzw. verschraubt) (Abb. 2-10). Bei einteiligen Implantatsystemen ist der Implantatkörper mit dem Abutment fest verbunden; das Abutment lässt sich demnach nicht abnehmen und eine Abutmentschraube ist nicht notwendig.

Der marginale Anteil des Implantatkörpers wird als Implantatschulter bezeichnet. Implantate, bei denen die Implantatschulter auf Zahnfleischniveau positioniert wird, werden als Tissue-Level-Implantate bezeichnet. Implantate, welche mit ihrer Schulter auf Knochenniveau positioniert werden, werden als

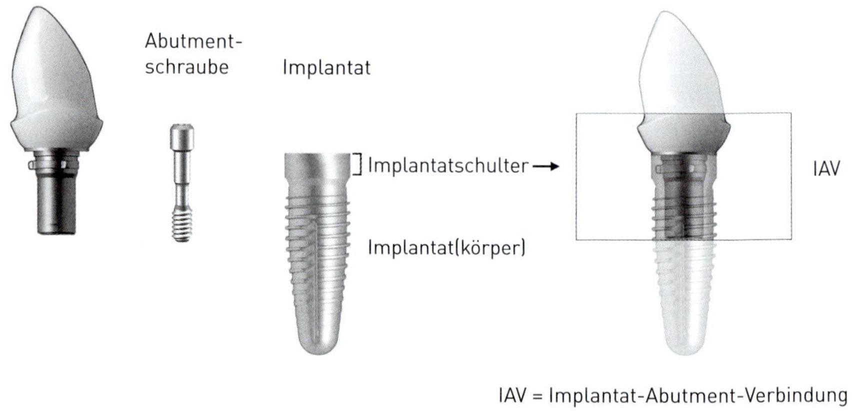

Abb. 2-10 Aufbau eines zweiteiligen Implantatsystems. Das Abutment wird mittels Abutmentschraube im Implantatkörper befestigt. Die Implantatschulter kann glatt (Synonym: maschiniert oder poliert) oder rau gestaltet sein. Auf der Abbildung ist die Implantatschulter glatt.

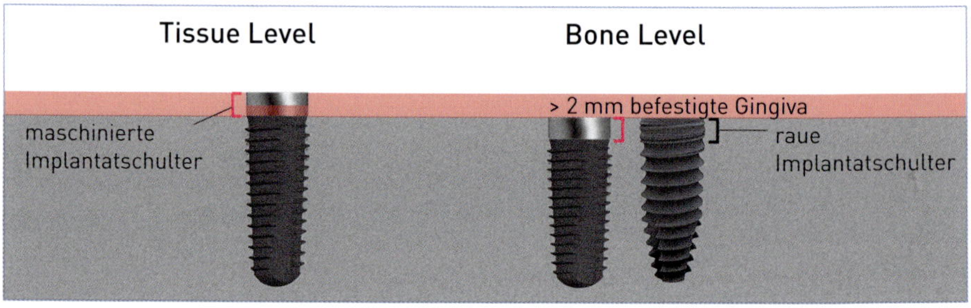

Abb. 2-11 Tissue-Level-Implantate besitzen eine maschinierte (glatte) Implantatschulter. Die maschinierte Implantatschulter wird in der Regel oberhalb des Knochenniveaus positioniert, d. h. die Rau-/Glattgrenze befindet sich äquikrestal und die maschinierte Implantatschulter im Bereich des Weichgewebes. Implantate mit einer rauen Oberfläche im Bereich der Implantatschulter (kompletter Implantatkörper mit rauer Oberfläche) sollten äqui- oder subkrestal in den Knochen inseriert werden, d. h. die Implantatschulter befindet sich vom Knochen umgeben. Diese Implantate werden als Bone-Level-Implantate bezeichnet. Implantate mit einer maschinierten Implantatschulter können auch subkrestal inseriert werden und werden dann auch Bone-Level-Implantate genannt. Das Vorhandensein von mindestens 2 mm periimplantärer, befestigter Gingiva ist bei allen Implantaten anzustreben.

Bone-Level-Implantate bezeichnet. Diese Implantatschulter kann glatt gestaltet sein (sog. maschinierte oder auch polierte Oberfläche) oder rau. Bei Tissue-Level-Implantaten ist die Implantatschulter in der Regel glatt (vorteilhaftere Anlagerung Gingiva) und bei Bone-Level-Implantaten rau (vorteilhaftere Anlagerung Knochen) (Abb. 2-11).

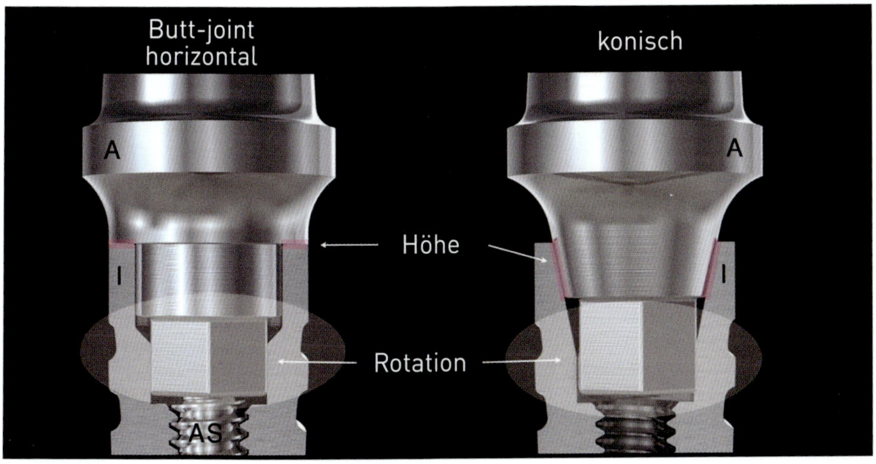

Abb. 2-12 Querschnitt durch eine Anschlagverbindung (Synonym: Butt-joint-Verbindung, links) und eine konische Implantat-Abutment-Verbindung (rechts). A = Abutment. I = Implantat. Höhe = Höhenanschlag. Rotation = Rotationssicherung.

Die Kontaktzone zwischen Abutment und Implantat wird Implantat-Abutment-Verbindung (IAV) genannt (s. Abb. 2-10). Das Abutment ist in vertikaler (Höhensicherung) und horizontaler (Verdrehsicherung) Richtung gesichert. Die Höhensicherung des Abutments erfolgt auf einer Kontaktfläche zwischen Implantat und Abutment. Diese Kontaktfläche kann horizontal oder konisch verlaufen und wird demnach als Anschlagverbindung (butt-joint oder horizontale Verbindung) oder als Konusverbindung (konische Verbindung) eingeteilt (Abb. 2-12, rosa markierte Flächen).

Der Standarddurchmesser eines Implantates beträgt 3,5–4,5 mm. Implantate mit einem Durchmesser über 4,8 mm werden als Implantate mit großem Durchmesser bezeichnet, Implantate mit einem Durchmesser < 3,5 mm als durchmesserreduzierte Implantate. Vorsicht: Durchmesserreduzierte Implantate sollten aufgrund der Gefahr von technischen Komplikationen (z. B. Implantatfraktur) nicht im Molarenbereich gesetzt werden. Diese werden meist nur im Bereich der seitlichen Inzisiven im Oberkiefer oder der zentralen und seitlichen Inzisiven im Unterkiefer verwendet.

Die Implantathersteller geben Auskunft über die Indikationsgebiete der verschiedenen Implantatdurchmesser in ihren jeweiligen Gebrauchsanweisungen.

Ein Standardlängenimplantat ist 8–14 mm lang. Implantatlängen < 7 mm werden als kurze Implantate bezeichnet (Tabelle 2-1). Sofern möglich sollte man eine Standardlänge wählen. In der klinischen Praxis werden in der Regel Standardlängenimplantate verwendet.

Tabelle 2-1 Implantatlängen und -durchmesser.

Implantatlängen und -durchmesser	
Durchmesserreduziert (narrow diameter)	< 3,5 mm
Standarddurchmesser	3,5–4,5 mm
großer Durchmesser (wide diameter)	> 4,8 mm
kurzes Implantat	< 7 mm
Standardlänge	8–14 mm

Tabelle 2-2 Implantationszeitpunkte, Belastungsprotokoll, Einheilzeiten

Implantations-zeitpunkte	**Sofortimplantation:** Unmittelbar nach Zahnextraktion. **Frühimplantation** (Synonym: verzögerte Sofortimplantation): Nach 6–8 Wochen. **Spätimplantation**: Nach 3–6 Monaten.
Belastungs-protokoll	**Sofortversorgung**: Implantat wird zum Zeitpunkt der Implantation prothetisch versorgt, aber nicht belastet (ohne Okklusionskontakt). **Sofortbelastung**: Implantat wird zum Zeitpunkt der Implantation prothetisch versorgt und belastet (mit Okklusionskontakt). **Spätbelastung**: Implantat wird prothetisch versorgt und belastet nach 3–6 Monaten.
Einheilzeiten des Implantates (ohne Augmentation)	**Oberkiefer**: 3 Monate **Unterkiefer**: 6 Wochen

Implantationszeitpunkte, Belastungsprotokoll und Einheilzeiten

Als Implantationszeitpunkte können die Sofortimplantation, die Frühimplantation oder die Spätimplantation gewählt werden (Implantationszeitpunkte, Belastungsprotokolle und Einheilzeiten, siehe Tabelle 2-2). Der Implantationszeitpunkt und das Belastungsprotokoll sind indikations- und patientenabhängig. Bei der Frühimplantation ist die Alveole bei manchen Patienten noch nicht komplett verknöchert; es findet sich dann eine provisorische Matrix, die sich als weiße derbe Struktur darstellt. Diese kann belassen werden, da sie hohes osteogenes Potential besitzt. Die Präparation eines Mukoperiostlappens kann durch die Verbindung der Mukosa mit der provisorischen Matrix erschwert sein. Eine scharfe Präparation (Skalpell) wird hier empfohlen. Die Einheilzeit eines Implantates beträgt im Oberkiefer 3 Monate und im Unterkiefer 6 Wochen.

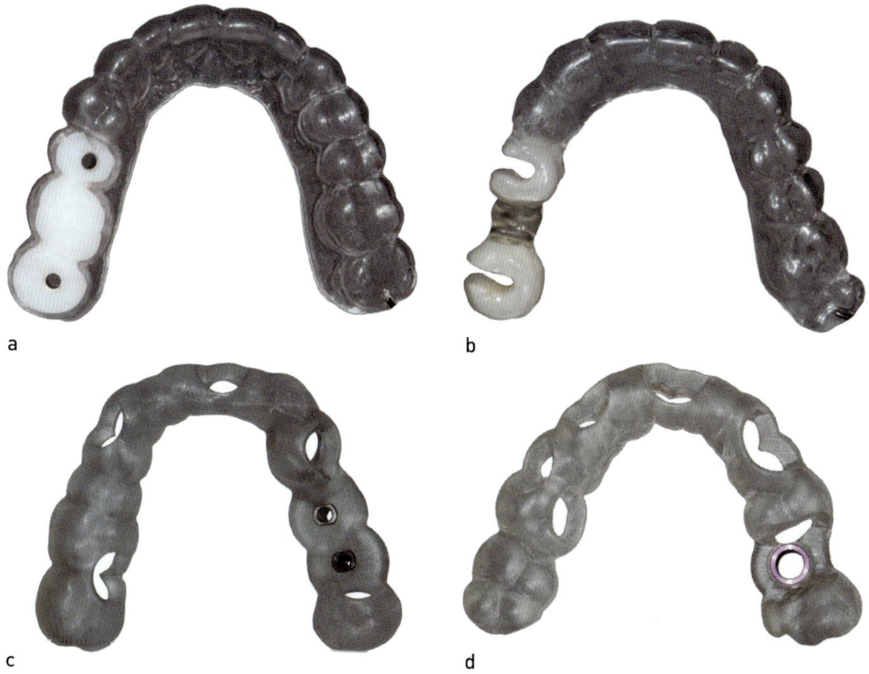

Abb. 2-13 Bohrschablonen mit röntgenopaker Aufstellung der Zähne, die zentral mit einer Bohrhülse für die Pilotbohrung (a) bzw. mit Aussparungen für die Pilotbohrung (b) versehen sind. Stereolithographisch hergestellte Bohrschablonen mit Hülsen für die Pilotbohrung (c) bzw. Hülsen für die vollständig geführte Implantatbettaufbereitung und Implantatinsertion (d).

Bohrschablonen

Bohrschablonen dienen zur Übertragung der geplanten Implantatposition in den chirurgischen Situs. Sie können mit unterschiedlichen konventionellen und digitalen Konzepten hergestellt werden, folgen jedoch grundlegenden Eigenschaften (Abb. 2-13 und 2-14). Im digitalen Workflow wird die virtuelle Implantatplanung inkl. Bohrschablone mittels einer CAD-Software durchgeführt. Die Planung sowie die Herstellung können durch den Behandler, das Labor oder einen externen Anbieter erfolgen, wobei Verantwortung und Überprüfung immer beim Behandler liegen. Gleichzeitig entbindet die Verwendung einer Bohrschablone den Behandler nicht von der Überprüfung der Implantatposition während der gesamten Aufbereitung des Implantatbetts und nach der Insertion des Implantates.

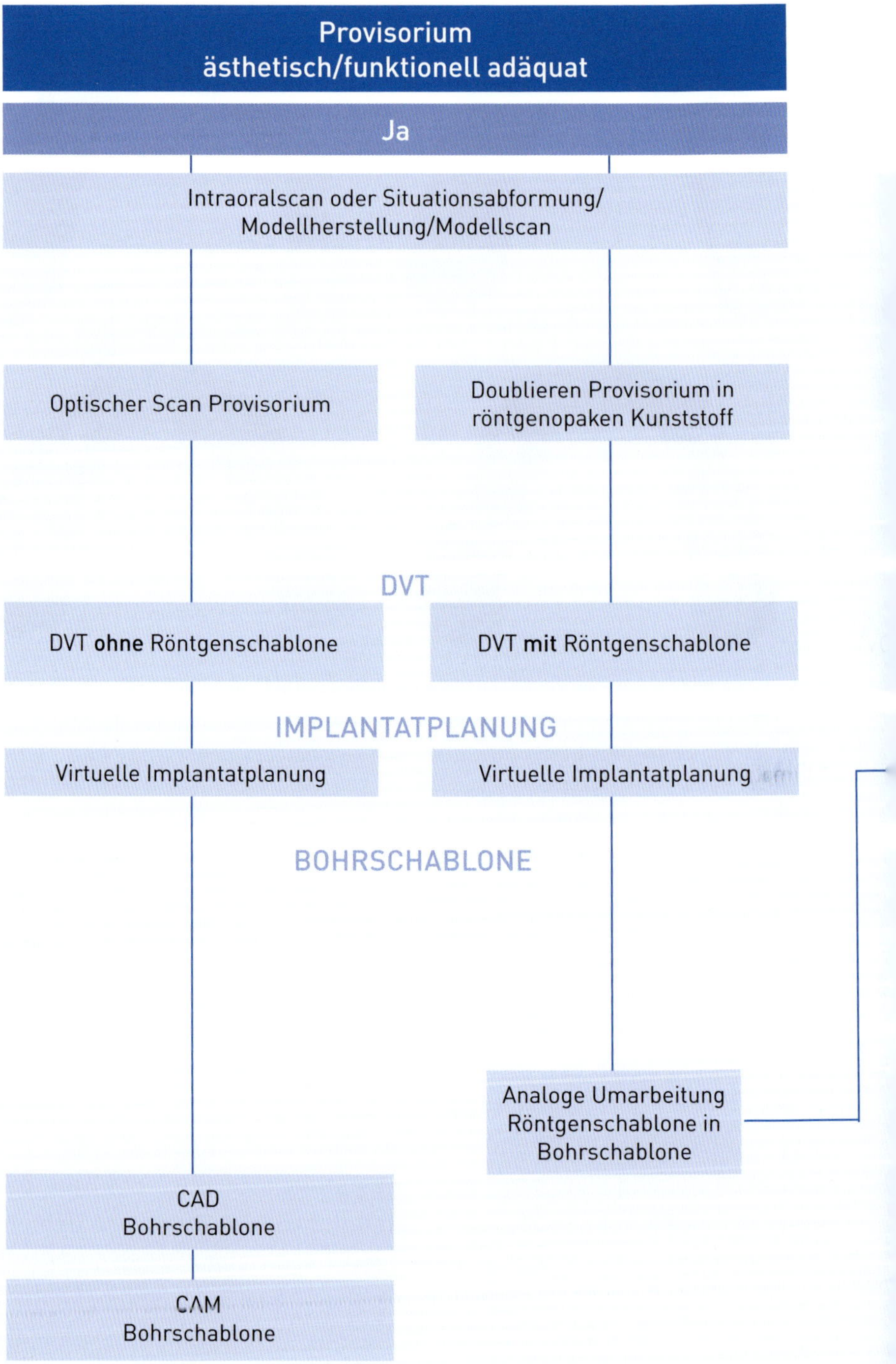

Abb. 2-14 Darstellung der unterschiedlichen Konzepte für die prothetische Planung, Implantatplanung und Herstellung von Bohrschablonen.

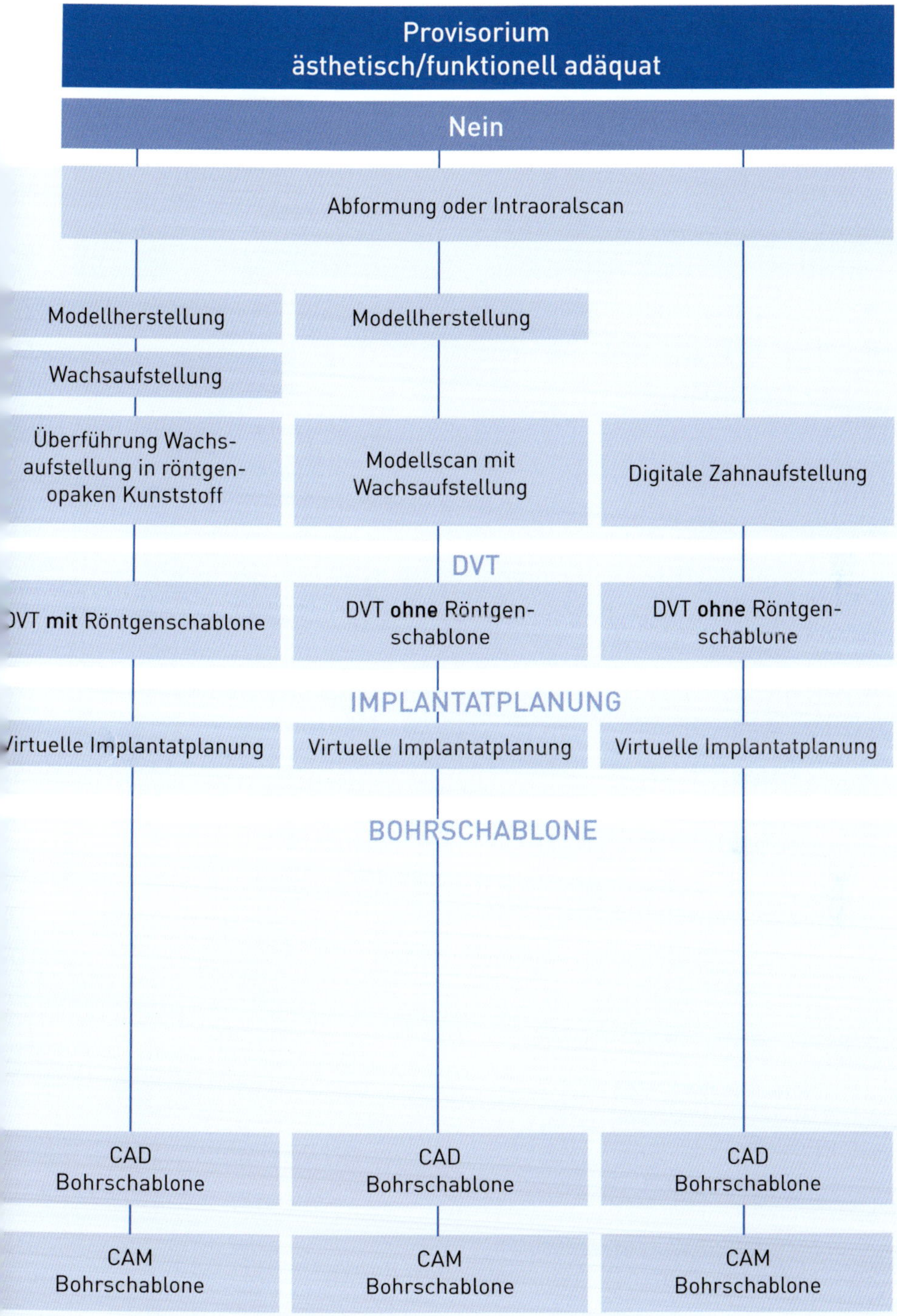
Provisorium
ästhetisch/funktionell adäquat
Nein
Abformung oder Intraoralscan
Modellherstellung
Modellherstellung
Wachsaufstellung
Überführung Wachs-aufstellung in röntgen-opaken Kunststoff
Modellscan mit Wachsaufstellung
Digitale Zahnaufstellung
DVT
VT mit Röntgenschablone
DVT ohne Röntgen-schablone
DVT ohne Röntgen-schablone
IMPLANTATPLANUNG
irtuelle Implantatplanung
Virtuelle Implantatplanung
Virtuelle Implantatplanung
BOHRSCHABLONE
CAD Bohrschablone
CAD Bohrschablone
CAD Bohrschablone
CAM Bohrschablone
CAM Bohrschablone
CAM Bohrschablone

Stopp

- Implantation ohne röntgenologische Bildgebung.
- Pathologien müssen vor Implantation abgeklärt und ggf. behandelt werden.

Go

- Implantatkontraindikationen beachten (siehe Kapitel 7).
- Implantatplanung sollte nach prothetischer Planung erfolgen (Backward Planning).
- Beim radiologischen Befund ist vor allem zu achten auf: Sinus maxillaris, Cavitas nasi, Foramen mentale, Canalis mandibularis, Nachbarzähne, untersichgehende Unterkiefer-Molarenregion.
- Beim klinischen Befund ist vor allem zu achten auf: Höhe und Breite des Alveolarkamms, Gingivatyp und Ausdehnung der befestigten Gingiva, antagonistische Be- und Verzahnung, dentolabiale Relation, Nachbarzahnzustand und -angulation.
- Implantatposition: 1,5 mm sollte zwischen Implantat und der Nachbarzahnwurzel liegen (3 mm zwischen zwei Implantaten). Der vertikale Abstand zwischen Implantatschulter und Schmelz-Zement-Grenze der Nachbarzähne sollte ebenfalls 3 mm betragen.
- Prothetischer Platz: Zwischen geplanter Implantatschulter und Okklusalebene sollten 10 bis 12 mm geplant werden.
- Zur jeder Implantatplanung gehört eine radiologische Bildgebung (keine Einzelzahnaufnahme), auf der die Risikostrukturen sichtbar sind.

Tipps

- Eine Checkliste erleichtert die Planung. Die Implantatplanung umfasst Anamnese, klinischen und radiologischen Befund.
- Eine extra- und intraorale Fotodokumentation ist nicht obligat, erleichtert allerdings die forensische Dokumentation.
- Bohrschablonen geben ausschließlich die Orientierung in Bezug auf eine prothetisch optimale Positionierung wieder.
- Auf Elongation und Zahnachsenabweichung der Nachbarzähne bzw. der Antagonisten achten.
- Eine Tiefziehschiene verhindert die Elongation der Antagonisten.

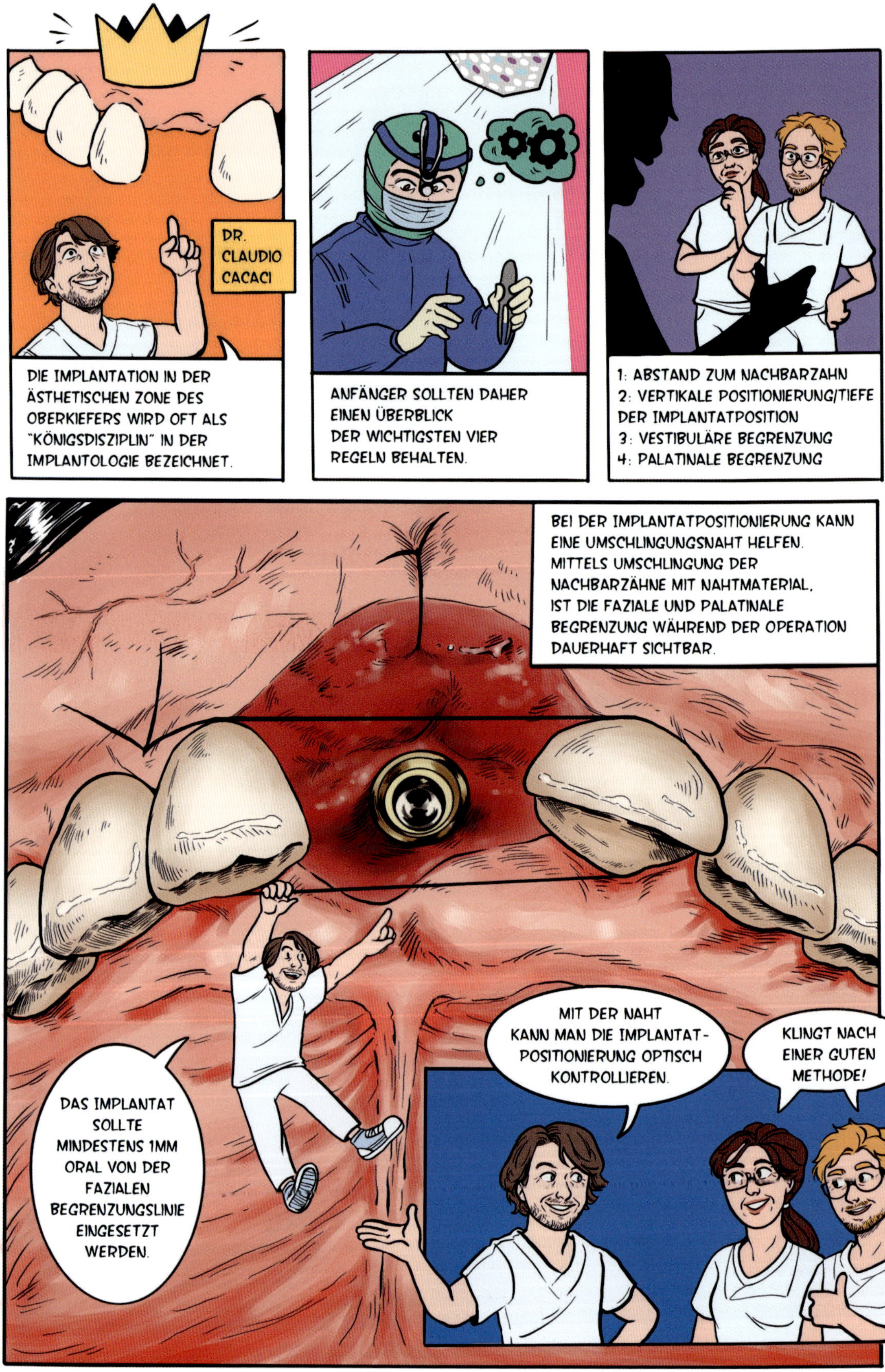
DR. CLAUDIO CACACI
DIE IMPLANTATION IN DER ÄSTHETISCHEN ZONE DES OBERKIEFERS WIRD OFT ALS "KÖNIGSDISZIPLIN" IN DER IMPLANTOLOGIE BEZEICHNET.
ANFÄNGER SOLLTEN DAHER EINEN ÜBERBLICK DER WICHTIGSTEN VIER REGELN BEHALTEN.
1: ABSTAND ZUM NACHBARZAHN
2: VERTIKALE POSITIONIERUNG/TIEFE DER IMPLANTATPOSITION
3: VESTIBULÄRE BEGRENZUNG
4: PALATINALE BEGRENZUNG
BEI DER IMPLANTATPOSITIONIERUNG KANN EINE UMSCHLINGUNGSNAHT HELFEN. MITTELS UMSCHLINGUNG DER NACHBARZÄHNE MIT NAHTMATERIAL, IST DIE FAZIALE UND PALATINALE BEGRENZUNG WÄHREND DER OPERATION DAUERHAFT SICHTBAR.
DAS IMPLANTAT SOLLTE MINDESTENS 1MM ORAL VON DER FAZIALEN BEGRENZUNGSLINIE EINGESETZT WERDEN.
MIT DER NAHT KANN MAN DIE IMPLANTAT-POSITIONIERUNG OPTISCH KONTROLLIEREN.
KLINGT NACH EINER GUTEN METHODE!

3

Implantation im Oberkiefer

Claudio Cacaci

Die Grundregeln, wie in Kapitel 1 beschrieben, gelten auch für eine Implantation im Oberkiefer. Aufgrund der besonderen Anatomie ist auf folgende Punkte zu achten:

- Knochenqualität,
- Risikostrukturen,
- Positionierungsregeln in der ästhetischen Zone (Regio 15–25),
- Indikationsbezogene Implantatanzahl.

Knochenqualitäten

Der Oberkiefer unterscheidet sich vom Unterkiefer durch eine „weichere" Knochenqualität (D2–D4, siehe Kapitel 1) als der Unterkiefer. Im Oberkiefer finden wir im Frontzahnbereich (Eckzahn – Eckzahn) vorwiegend D2-Knochen, im Seitenzahngebiet überwiegt D3-/D4-Knochen.

Chirurgisches Vorgehen bei D1-/D2-Knochen

Die Bohrprotokolle der Implantathersteller zur Implantatbettaufbereitung sollten eingehalten werden; sie sind produktspezifisch der Makrostruktur des einzelnen Implantatsystems angepasst.

Für härtere Knochenqualitäten stehen oft zusätzliche Bohrer zur Verfügung, die das Implantatbett so weit aufbereiten, dass die Eindrehwiderstände beim Inserieren des Implantatkörpers reduziert werden. Dies kann z. B. mit einem Gewindeschneider erfolgen.

Chirurgisches Vorgehen bei D3-/D4-Knochen

Die Implantatbettaufbereitung wird in diesen Fällen oft unterdimensioniert durchgeführt, z. B. durch den Verzicht auf den Bohrer mit dem finalen Durchmesser.

Alternativ können nach der Pilotbohrung auch Osteotome anstelle von Implantatbohrern verwendet werden, um eine ausreichende Primärstabilität zu gewährleisten. Durch die Verwendung von Osteotomen wird der Knochen zusätzlich verdichtet.

Risikostrukturen

Frontzahnbereich

Canalis Incisivus

Der Canalis incisivus mit einem Gefäß-Nervenbündel liegt palatinal zwischen den beiden mittleren Schneidezähnen. Die räumliche Ausprägung dieser anatomischen Struktur kann die Implantatpositionierung in dieser Region beeinträchtigen. Dieser Kanal sollte während einer Implantatbettaufbereitung nicht eröffnet werden, da es zu Blutungen, Sensibilitätsstörungen im anterioren palatinalen Bereich oder zu einer mangelnden Osseointegration des Implantates führen kann. Während der Implantatbettaufbereitung sollte nach jedem Bohrschritt die knöcherne Integrität zum C. incisivus mittels einer Sonde kontrolliert werden.

Nasenboden

Der untere Nasengang oder Nasenboden muss bei der Auswahl der Implantatlänge anatomisch berücksichtigt werden. Eine Perforation dieser knöchernen Struktur sollte unbedingt vermieden werden, da die Verletzung der auskleidenden Schleimhaut zu dauerhaften Beschwerden führen kann. Eine Annäherung bei der Implantatbettaufbereitung an den Nasenboden kann unter Umständen schon eine Schmerzsensation auslösen, da die sensible Innervation auch über den N. ophthalmicus erfolgt.

Kieferbasis

Die anatomischen Besonderheiten des Alveolarforsatzes sind in den jeweiligen Kieferabschnitten zu beachten.

Im Oberkieferfrontzahnbereich kann häufig aus prothetischen Gründen die zukünftige Achse des Implantates von der ursprünglichen Zahnachse abweichen. Dies birgt die Gefahr der labialen Perforation gerade bei schmalen Kieferbasen. Aus diesem Grund sollte eine gute Übersicht des Operationsfeldes und/oder eine geführte Implantation gewählt werden. Horizontale Augmentationsverfahren können zusätzlich angewandt werden. Die Verwendung von wurzelförmigen Implantaten kann von Vorteil sein.

Canalis Sinuosus

Selten zeigen sich vertikal verlaufende, akzessorische Nervkanäle mit neurovaskulären Bündeln palatinal der Oberkiefer-Frontzähne. Die Häufigkeit nimmt von den zentralen Inzisiven zu den Prämolaren ab. Sie können in der Regel nur im DVT/CT detektiert werden. Die Verletzung dieser Kanälchen kann in seltenen Fällen postoperativ zu dauerhaften Schmerzsensationen führen, sodass es notwendig sein kann, solche Implantate wieder zu entfernen.

Seitenzahnbereich

Sinus Maxillaris

Die Ausdehnung des Sinus maxillaris im Oberkiefer ist bei der Implantation im Oberkiefer besonders zu berücksichtigen. Der Sinus maxillaris ist röntgenologisch im Orthopantomogramm gut darstellbar. Die unkontrollierte Perforation des Kieferhöhlenbodens sollte vermieden werden.

Implantation in der ästhetischen Zone (Regio 15–25)

Die Implantation in der ästhetisch kritischen Zone des Oberkiefers (15–25) wird gerne als die „Königsdisziplin" der Implantologie bezeichnet. Die Schwierigkeit besteht darin, das Implantat in einem umschriebenen dreidimensionalen Raum an die korrekte Position zu bringen; hierfür gibt es wenig Spielräume, und Fehler sind im Ergebnis schnell sichtbar. Wichtige Faktoren sind hierbei zu berücksichtigen und gerade deshalb müssen wir uns auf einfache Regeln konzentrieren, die uns diese Aufgabe in der klinischen Praxis erleichtern. Die Reduktion auf das Wesentliche ist besonders für den Anfänger wichtig und hilft auch bei der Implantation im ästhetisch kritischen Bereich, nicht den Überblick zu verlieren.

Beschreibung

Regel 1 – Mesiodistal/Abstand zum Nachbarzahn

Der Mindestabstand zwischen Implantat- und Wurzeloberfläche des Nachbarzahnes darf 1,5 mm nicht unterschreiten (siehe Kapitel 2).

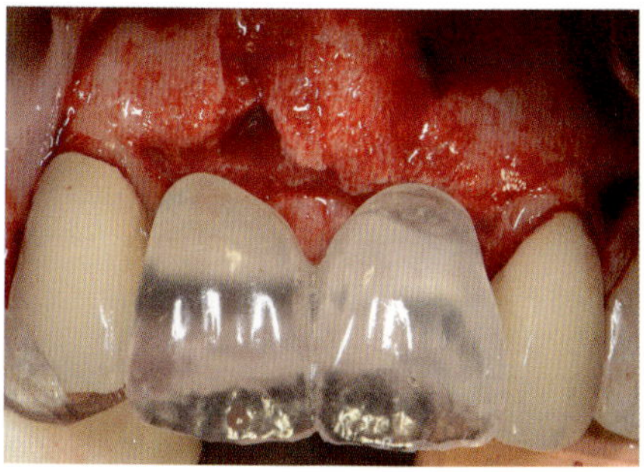

Abb. 3-1 Die Verwendung einer Schablone dient zur Orientierung, um die Position, Form und Ausdehnung der geplanten Zahnkrone(n) darzustellen. Diese Schablone kann ebenfalls als Bohrschablone dienen.

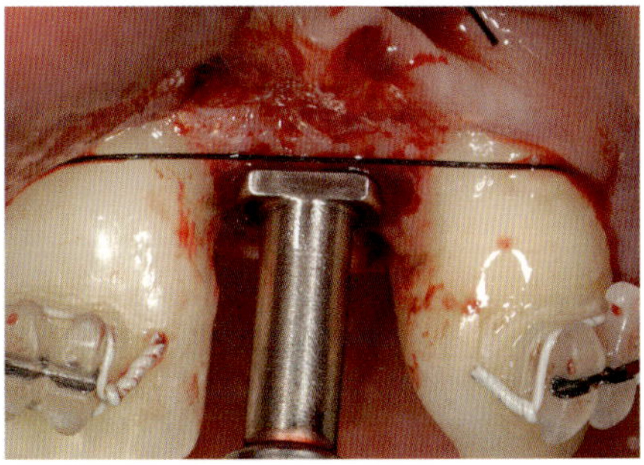

Abb. 3-2 Positionierungshilfe nach Iglhaut: Horizontale Abstandsflügel helfen, den notwendigen Abstand zur Nachbarzahnwurzel einzuhalten (horizontal je 1,5 mm).

Regel 2 – Vertikal/Tiefe der Implantatposition

Die Insertionstiefe hängt von der Implantatkonfiguration ab. Bei bis zur Implantaschulter aufgerauten Oberflächen sollten diese 3–4 mm unterhalb des Zahnfleischrandes zu liegen kommen, um Platz für das Emergenzprofil zu schaffen. Glatte Implantatoberflächen sollten suprakrestal zu liegen kommen und sind im ästhetischen Bereich nicht von Vorteil (Tissue-Level-Implantate).

Hilfsmittel zur Positionierung (Regel 1 und 2) können sein:

- Augenmaß/Parodontalsonde,
- Positionierungsschablone mit Zahn und ersichtlichem optimalen Zahnfleischverlauf (Abb. 3-1 bis 3-3),
- Umschlingungsnaht nach Cacaci (Abb. 3-4 und Video 3-1).

Regel 3 – Vestibuläre Begrenzung

Referenzlinie ist die Tangente, die fazial an den Wurzeloberflächen der Nachbarzähne angelegt wird. Die faziale Implantatoberfläche sollte 1 mm hinter dieser Tangente zu liegen kommen oder diese höchstens berühren. Mittels Umschlingung der Nachbarzähne mit Zahnseide/ Nahtmaterial kann diese faziale Begrenzung während des Eingriffes dauerhaft visualisiert werden (Abb. 3-5a und b).

Regel 4 – Palatinale Begrenzung

Auf der palatinalen Seite des Zahnbogens sollte das Implantat innerhalb der palatinalen Verbindungslinie (ventral) der lückenbegrenzenden Zähne stehen (Abb. 3-5c).

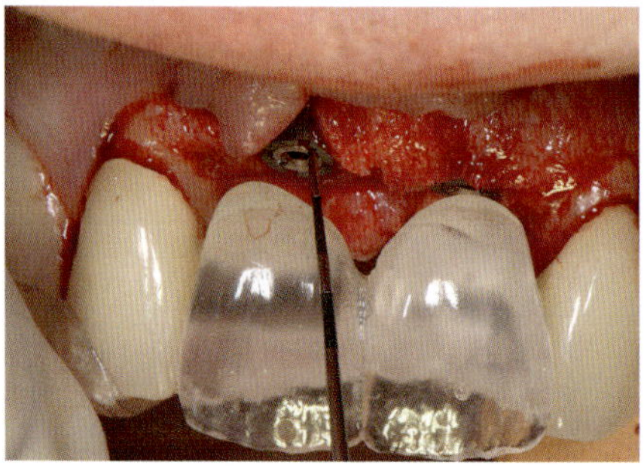

Abb. 3-3 Implantatpositionierungsschablone mit zukünftigem Kronenrandverlauf; der Abstand Zahnfleischrand und Implantatschulter kann metrisch gemessen werden.

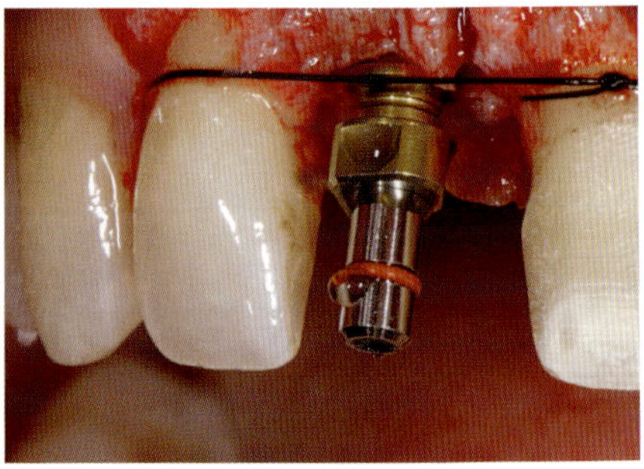

Abb. 3-4 Umschlingungsnaht nach Cacaci; finale Implantatposition: Implantatschulter ca. 3 mm kranial der Umschlingungsnaht; Implantatkörper oral der anliegenden Orientierungsnaht.

Video 3-1 Umschlingungsnaht nach Cacaci als Positionierungshilfe bei der Frontzahnimplantation.

Umschlingungsnaht

Die beschriebene Umschlingungsnaht stellt die einfachste und zugleich effektivste Form der Positionierungshilfe während der Implantation im Frontzahnbereich dar. Die Umschlingungsnaht wird um die Einzelzahnlücke jeweils im distalen Approximalraum der lückenbegrenzenden Zähne mit einer geraden Nadel durch die Papille durchgestochen; die Höhe des Einstiches liegt auf Höhe des zukünftigen gingivalen Kronenverlaufs bzw. auf Höhe des Gingivaverlaufs der Nachbarzähne. Anhand dieser optischen Referenzlinie kann auch die verbleibende Dicke der bukkalen Lamelle abgemessen werden (Abb. 3-6a und b).

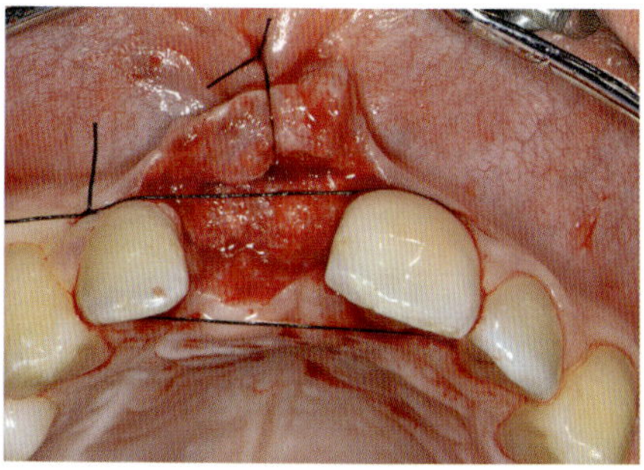

Abb. 3-5a Umschlingungsnaht nach Cacaci; die Naht zeigt permanent die vestibulär verlaufende Tangente an den Nachbarzahnwurzeln an; das Implantat soll mindestens 1 mm oral hinter dieser Verbindungslinie positioniert werden.

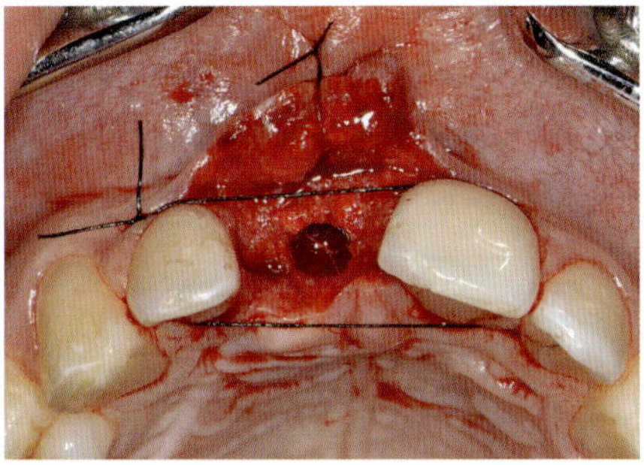

Abb. 3-5b Implantatbohrung innerhalb palatinaler Begrenzung; die palatinalen Verbindungsflächen der Nachbarzähne begrenzen die Positionierung nach oral.

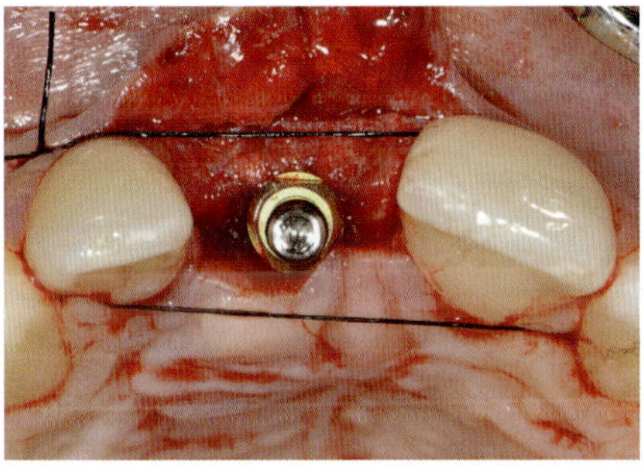

Abb. 3-5c Implantatposition regelrecht mindestens 1 mm oral der fazialen Begrenzungslinie.

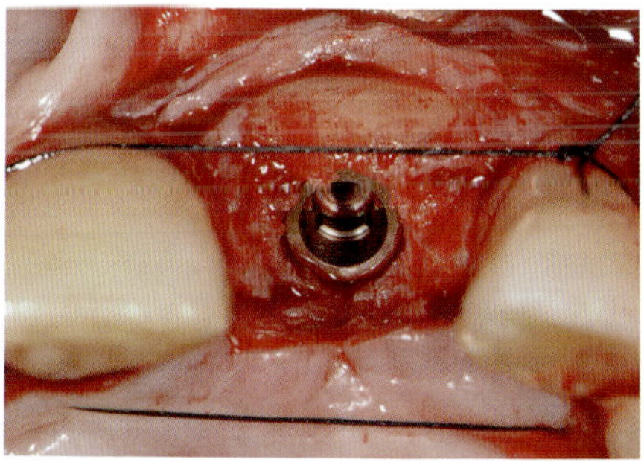

Abb. 3-6a Implantatkörper liegt mindestens 1 mm oral der fazialen Begrenzungslinie; die bukkale Knochendicke beträgt mehr als 2 mm und sichert dadurch den langzeitstabilen Erfolg.

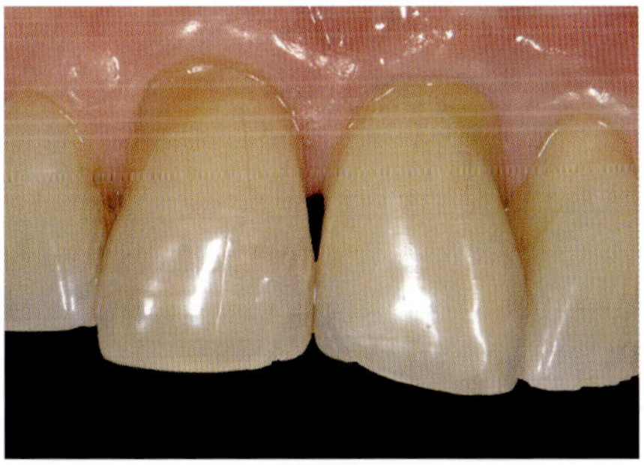

Abb. 3-6b Prothetische Versorgung zu obigem Fall; Krone Regio 21, 5 Jahre nach prothetischer Versorgung.

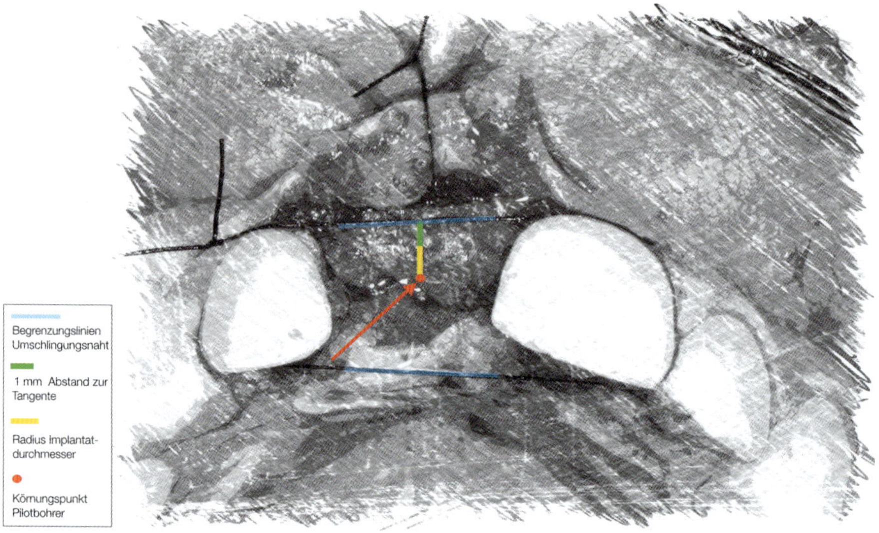

Abb. 3-7 Berechnung Körnungspunkt der Pilotbohrung für den Mindestabstand von 1 mm zur fazialen Begrenzungslinie.

Studien haben gezeigt, dass mindestens 2 mm Knochen sowohl bukkal als auch palatinal benötigt wird, um langzeitstabile Ergebnisse zu ermöglichen. Ist dieses nicht gegeben, sollte eine Augmentation erfolgen.

Positionierung Implantatbohrung

Der Ankörnpunkt zu Beginn der Implantatbettaufbereitung sollte ca. 3 mm von der Verbindungslinie der Labialflächen der Nachbarzähne entfernt sein (1 mm Mindestabstand zur Tangente bei Standard-Implantatdurchmesser von 4 mm), sodass der Rand der Implantatschulter 1 mm hinter dieser Verbindungslinie zu liegen kommt (Abb. 3-7).
Die Position der Pilotbohrung erfolgt nach folgender Rechnung:

Abstand der Pilotbohrung von fazialer Tangente (AP_b)
= 1 mm + Implantatradius (I_r)
$\mathbf{AP_b = 1 + I_r}$

Für ein Standardimplantat mit Durchmesser 4,0 mm errechnet sich der Mindestabstand der Körnung der Pilotbohrung zur fazialen Tangente (Umschlingungsnaht) folglich:
AP_b = 1 mm + 2,0 mm = 3,0 mm

Indikationsbezogene Implantatpositionierung/Schaltlücke im Oberkiefer-Frontzahnbereich

Die grundsätzlichen Abstandsregeln bei der Implantatpositionierung zwischen nebeneinanderstehenden Implantaten und der Nachbarbezahnung bei der Versorgung von Schaltlücken sollten eingehalten werden. Aufgrund eines häufigen Platzmangels im Oberkiefer-Frontzahnbereich kommt es grundsätzlich zu verschiedenen Positionierungsoptionen.

Schaltlücken im Oberkiefer Frontzahnbereich

Entgegen der Empfehlung pro fehlendem Frontzahn ein Implantat zu ersetzen, stellt sich die Frage bei Schaltlücken im Frontzahnbereich, wie viele Implantate jeweils eingesetzt werden sollen und wie diese verteilt werden sollten; Faktoren, die die Implantatposition bei Schaltlücken beeinflussen, sind:

- vorherrschendes Platzangebot im Lückenbereich (evtl. Platzarmut durch Zahnfehlstellung),
- vorhandenes Knochenangebot/Größe der Kieferbasis,
- zu erwartende mechanische Belastungssituation an entsprechender Implantatposition.

Fehlen die gesamten Front- und Eckzähne (Abb. 3-10), bieten sich verschiedene Implantatlokalisationen an.

Multiple Schaltlücken und Freiendsituationen im Oberkiefer

Die Implantatpositionierung richtet sich immer nach dem prothetischen Konzept und damit auch nach der Situation im Gegenkiefer; aus biomechanischen Gründen ist die Implantatposition so auszurichten, dass eine Belastung außerhalb des Zentrums der späteren prothetischen Krone („off axis") möglichst vermieden wird; die durchgezogene Linie der zentralen Fissur ist hier der Anhaltspunkt; die zentralen Implantatachsen sollten durch diese Linie gehen. Hilfsmittel für die Implantatpositionierung ist hier immer das vorausgegangene Wax-up oder Set-up und eine daraus resultierende Positionierungsschablone. Als einfache Regeln können zur Implantatpositionierung im Oberkiefer-Seitenzahnbereich gelten:

- im Zentrum des zu ersetzenden Zahnes, der prothetischen Achse folgend,
- Implantatachse geht zentral durch die spätere Suprastruktur,
- das Zentrum der Suprastruktur folgt der Zentralfissur des Wax-up/Set-up,

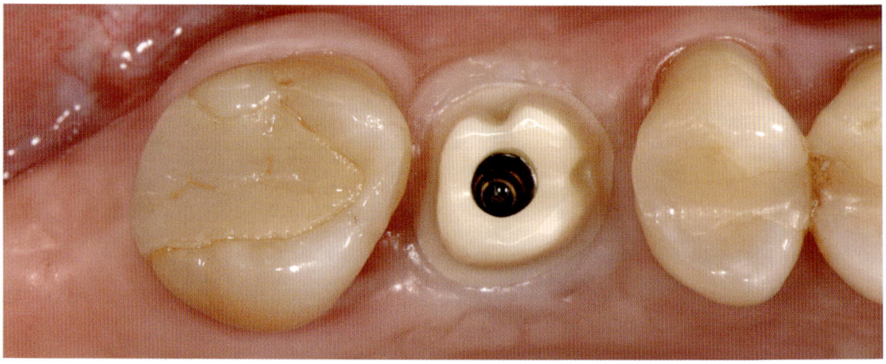

Abb. 3-8a Das Implantatzentrum liegt im Bereich der Zentralfissur.

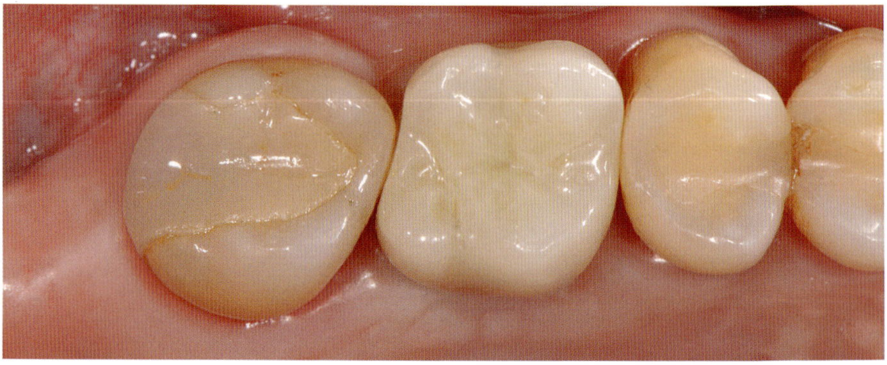

Abb. 3-8b Achsengerechte Belastung des Implantates; Implantat steht im Kauzentrum der Krone.

- möglichst auf angulierte Abutments verzichten,
- keine Off-axis-Belastung der prothetischen Krone (Abb. 3-8a und b).

Eine angemessene prothetische Behandlungsplanung und deren korrekte Ausführung verringert die Möglichkeit der Fehlpositionierung von Implantaten (beispielhafte Implantatpositionen bei multiplen Schaltlücken und Freiendsituationen im Oberkiefer siehe Abb. 3-9 bis 3-11). Zur Fallplanung benötigen wir: einartikulierte Ober- und Unterkiefermodelle der zu behandelnden Situation, diagnostische Röntgenbilder (OPG, DVT bei komplexen Fragestellungen); auf Basis dieser Unterlagen und der Behandlungsabsicht wird ein Wax-up im Dentallabor hergestellt. Das Wax-up entspricht der Zielsetzung hinsichtlich aller notwendigen Parameter wie Bisslage, Zahnposition bzw. Zahnverteilung und Ästhetik (Zahnform, Zahnlänge etc.) und stellt heute eine Mindestanforderung an die Planung dar (siehe Kapitel 2).

Abb. 3-9a Mögliche Implantatpositionen: Implantat Regio 12–22.

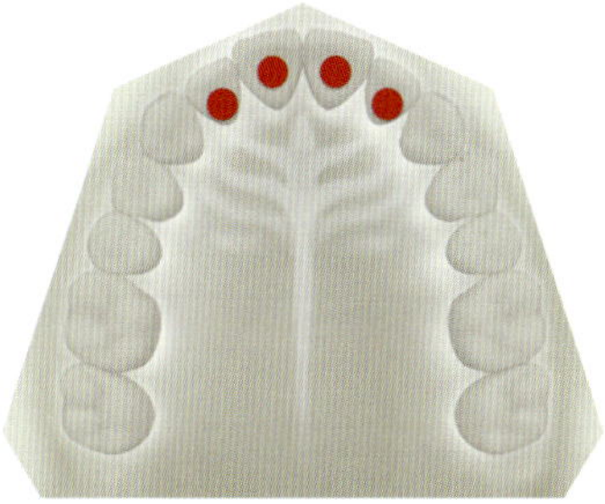

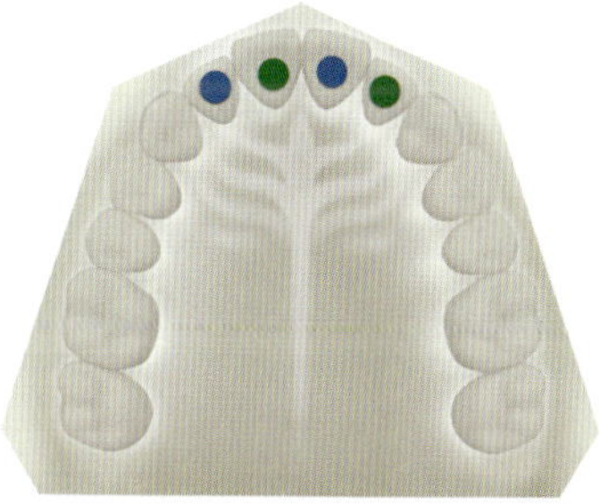

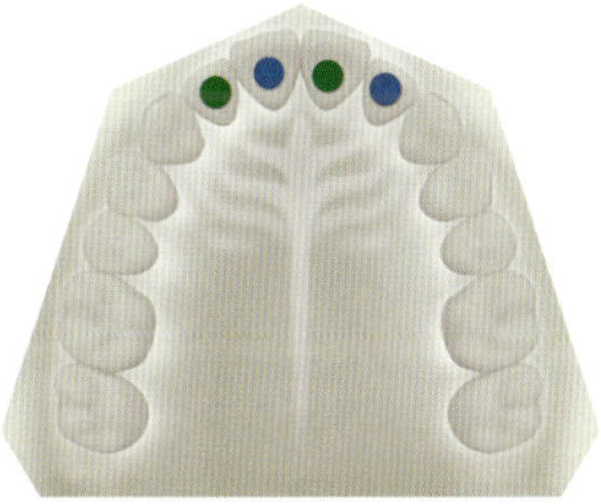

Abb. 3-9b und c Mögliche Implantatpositionen: Regio 12 und 21 oder Regio 11 und 22.

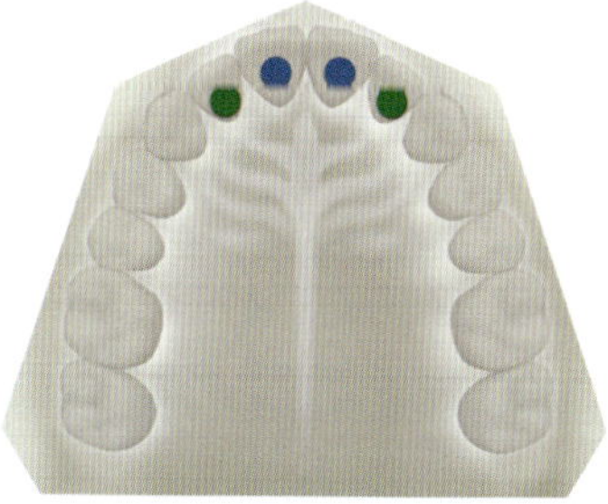

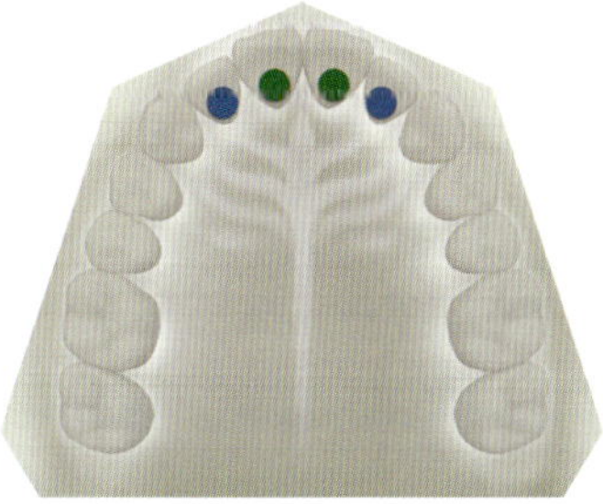

Abb. 3-9d und e Mögliche Implantatpositionen: Regio 11 und 21 oder Regio 12 und 22.

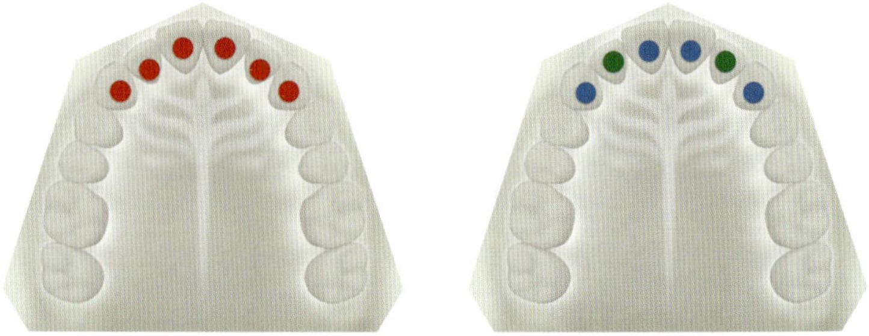

Abb. 3-10 Schaltlücke Oberkieferfront; fehlende Zähne Regio 13 bis Regio 23.

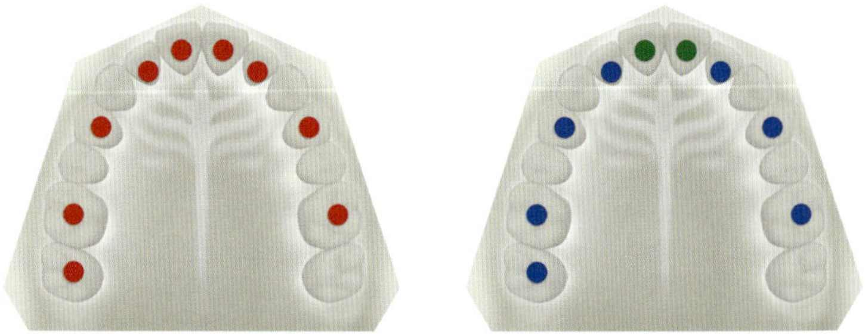

Abb. 3-11a Beispiel der Implantatversorgung im Lückengebiss, fehlende Zähne Regio 17, 16: Freiendsituation (unilateral); fehlende Zähne Regio 14, 24, 26: Einzelzahnversorgung; fehlende Zähne Regio 12-22: Schaltlücke; alternativ für fehlende Frontzähne 12-22 siehe auch Abb. 3-9d.

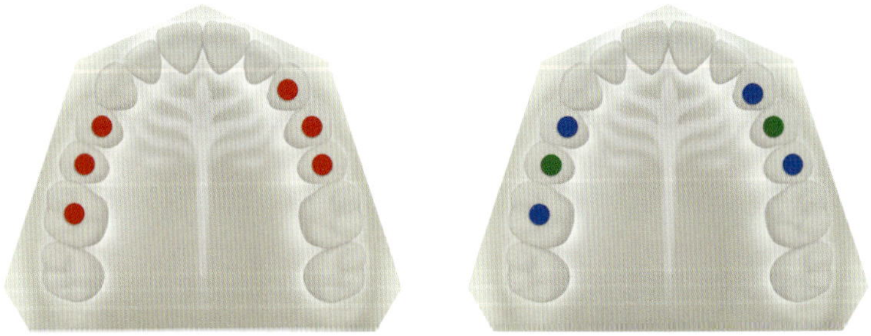

Abb. 3-11b Beispiel für die Implantatpositionierung in Schaltlücken; angestrebte Brückenversorgung auf jeweils 2 Implantaten.

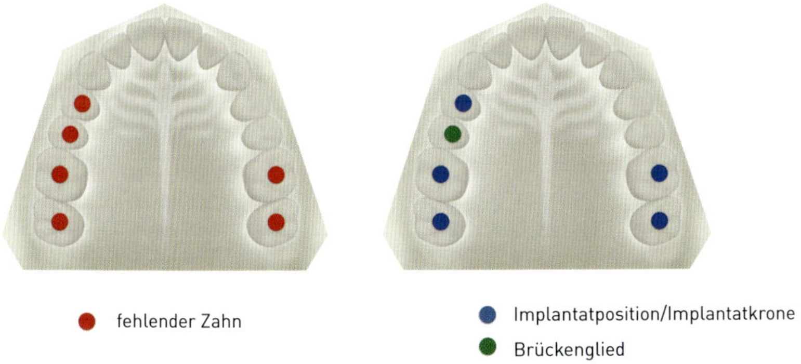

Abb. 3-11c Beispiel für die Implantatpositionierung in Freiendsituationen.

Anhand dieser Zielsetzung können Implantatpositionierungsschablonen hergestellt werden. Aus biomechanischen Gründen sollte ein – bezogen auf die individuelle Patientensituation – angemessenes Verhältnis von Kronenlänge zu Implantatlänge/-durchmesser vorliegen. Die Implantathardware muss den zu erwartenden Kräften entsprechend dimensioniert sein. **Vorsicht: Durchmesserreduzierte Implantate sind je nach Hersteller nur für bestimmte Regionen zugelassen.**

Stopp

- Orientierungslose Implantatpositionierung insbesondere in der ästhetischen Zone.
- Keine durchmesserreduzierten Implantate im Molarenbereich ohne Freigabe des Herstellers.

Go

- Die Orientierung sollte während der Implantatbettaufbereitung in allen Ebenen immer gewährleistet sein.
- Darstellung der fazialen Begrenzungslinie bei Implantation im Oberkiefer-Frontzahnbereich (Tangente angelegt an die fazialen Wurzeloberflächen der Nachbarzähne) kann mittels Umschlingungsnaht oder alternativen Hilfsmitteln erfolgen.
- Wax-up bzw. Set-up als Planungsgrundlage zur Positionierung der Implantate im Kauzentrum des zu ersetzenden Zahnes; Positionierungsschablonen.

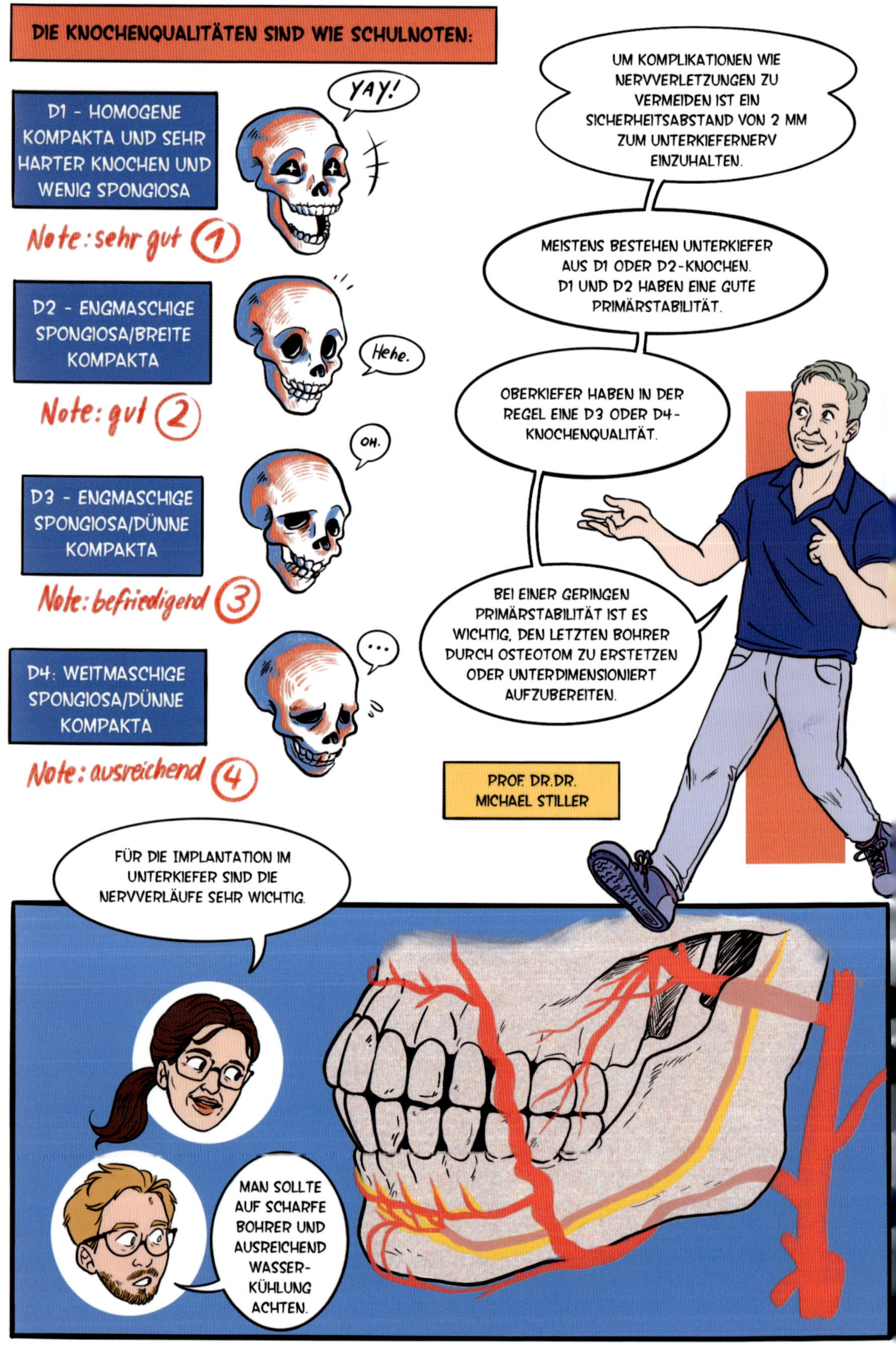
DIE KNOCHENQUALITÄTEN SIND WIE SCHULNOTEN:
D1 - HOMOGENE KOMPAKTA UND SEHR HARTER KNOCHEN UND WENIG SPONGIOSA
YAY!
Note: sehr gut 1
D2 - ENGMASCHIGE SPONGIOSA/BREITE KOMPAKTA
Hehe.
Note: gut 2
D3 - ENGMASCHIGE SPONGIOSA/DÜNNE KOMPAKTA
OH.
Note: befriedigend 3
D4: WEITMASCHIGE SPONGIOSA/DÜNNE KOMPAKTA
...
Note: ausreichend 4
UM KOMPLIKATIONEN WIE NERVVERLETZUNGEN ZU VERMEIDEN IST EIN SICHERHEITSABSTAND VON 2 MM ZUM UNTERKIEFERNERV EINZUHALTEN.
MEISTENS BESTEHEN UNTERKIEFER AUS D1 ODER D2-KNOCHEN. D1 UND D2 HABEN EINE GUTE PRIMÄRSTABILITÄT.
OBERKIEFER HABEN IN DER REGEL EINE D3 ODER D4-KNOCHENQUALITÄT.
BEI EINER GERINGEN PRIMÄRSTABILITÄT IST ES WICHTIG, DEN LETZTEN BOHRER DURCH OSTEOTOM ZU ERSTETZEN ODER UNTERDIMENSIONIERT AUFZUBEREITEN.
PROF. DR.DR. MICHAEL STILLER
FÜR DIE IMPLANTATION IM UNTERKIEFER SIND DIE NERVVERLÄUFE SEHR WICHTIG.
MAN SOLLTE AUF SCHARFE BOHRER UND AUSREICHEND WASSER-KÜHLUNG ACHTEN.

4 Implantation im Unterkiefer

Michael Stiller | Janik Roesner

Die Grundregeln der Implantation, wie in Kapitel 1 beschrieben, gelten auch für eine Implantation im Unterkiefer. Zusätzlich ist aufgrund der besonderen Anatomie auf folgende Punkte näher einzugehen:

- Knochenqualität,
- Risikostrukturen,
- Defektmorphologie Alveolarkamm,
- befestigte Gingiva.

Darüber hinaus sollte man die Kronenflucht der Zähne im Unterkiefer beachten und die Implantatachse entsprechend ausrichten (siehe Kapitel 1).

Knochenqualität

Bereits bei der Implantatplanung sollte die zu erwartende Knochenqualität/-struktur berücksichtigt werden. So kann die harte Kompakta des Unterkiefers dazu führen, dass die Neigung des Implantatbohrers (anders als in der virtuellen Planung beabsichtigt) nicht richtig eingehalten werden kann (Abb. 4-1).

Zusätzlich sollte bei einer Implantation im Unterkiefer besonders auf die Verwendung von scharfen Bohrern und eine ausreichende Wasserkühlung geachtet werden, um exzessivem Druck beim Bohrvorgang sowie einer Überhitzung des Knochens vorzubeugen. Zusätzlich kann ein Gewindeschneider das Eindrehmoment minimieren (< 35 Ncm). Bei weichem Unterkieferknochen sollte der Gewindeschneider zurückhaltend eingesetzt werden, um die Primärstabilität nicht zu gefährden.

Die anatomisch-morphologische Konfiguration des Unterkiefers bedingt eine physiologische Verwindung des Unterkieferknochens bei Mastikation. Die dabei auftretenden Verwindungskräfte können bei primärer Verblockung des Zahnersatzes mechanische und biologische Komplikationen induzieren. Dies sollte die prothetische Planung im Hinblick auf die Impantatanzahl und -verteilung sowie die Art der Restauration berücksichtigen. **Konkret: Eine Verblockung der Frontzahnimplantate mit Implantaten in der Molarenregion sollte vermieden werden.**

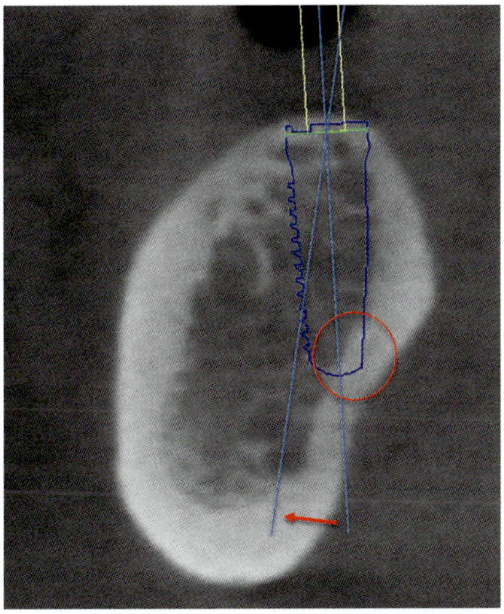

Abb. 4-1 Bei der Planung der Implantatposition sollte berücksichtigt werden, dass eine geplante Bohrung in die linguale Kortikalis nicht sicher umsetzbar ist. Es besteht Perforationsgefahr oder ein „Abrutschen" des Bohrers entlang der Kortikalis.

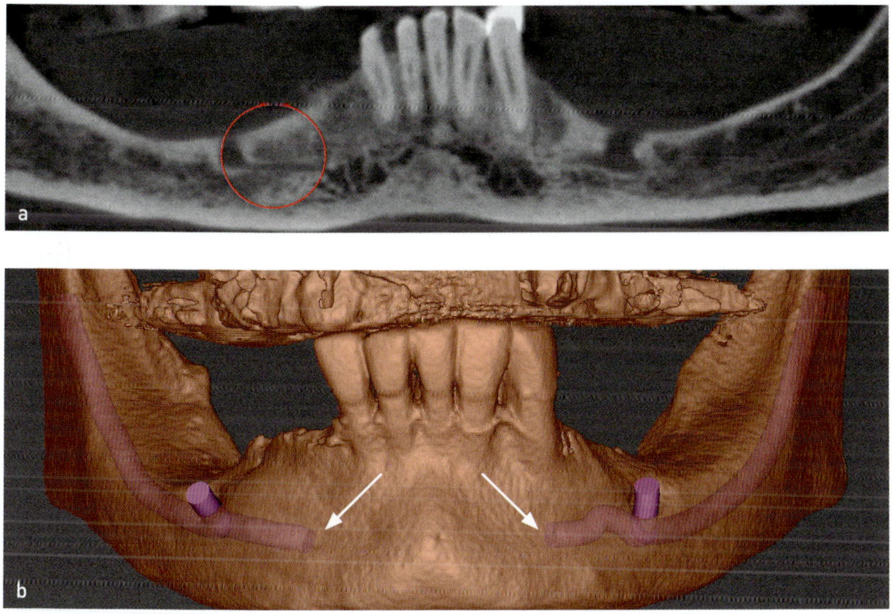

Abb. 4-2 Im dreidimensionalen Röntgenbild erkennt man die Ausdehnung des Canalis mentalis. Nach dem Austreten des Nerven am Foramen mentale verläuft er bei einigen Patienten nach anterior weiter (Pfeile).

Risikostrukturen

Um Komplikationen wie Nervverletzungen zu vermeiden, ist eine präoperative Planung mit ausreichendem Sicherheitsabstand von 2 mm zum Nerven obligat (siehe Kapitel 2). Zusätzlich sollte der als anteriore Loop bezeichnete Canalis mentalis beachtet werden (Abb. 4-2).

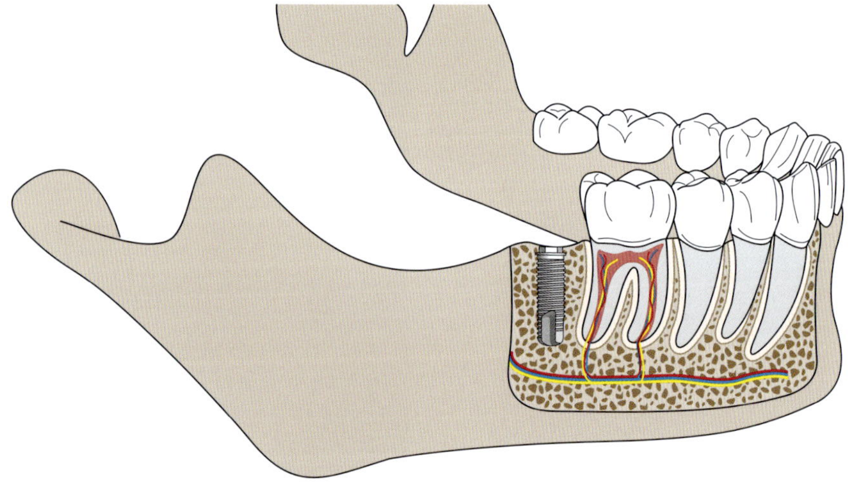

Abb. 4-3 Schematischer Verlauf von Nerven und Gefäßen im Alveolarkanal. Die Blutgefäße verlaufen oberhalb des Nerven.

Nervus alveolaris inferior

Neben der präoperativen, röntgenologischen Vorbereitung kann intraoperativ bei der Implantation die Nähe zum Nerven anhand von drei Parametern erkannt werden: Bohrwiderstand, starke Blutung, Schmerz. Da der N. alveolaris inferior von einer dünnen Schicht Kortikalis ummantelt ist, sollte bei der Bohrung ein unerwarteter Widerstand kritisch beachtet werden, da dies das kortikale Dach des Canalis mandibularis sein könnte. Der Verlauf des N. alveolaris inferior wird von der A. und V. alveolaris inferior begleitet (Abb. 4-3).

Kommt es zu einer stärkeren unerwarteten Blutung bei der Implantation im Unterkiefer, kann dies ein Hinweis auf die Eröffnung des Nervkanals mit Lazeration der begleitenden Gefäße sein. In diesem Fall wird die OP abgebrochen und später mit einer korrigierten Implantatlänge nachgeholt.

Bei einer Implantation im Unterkiefer soll grundsätzlich nur infiltrativ anästhesiert werden (siehe Kapitel 1), damit der Patient bei unmittelbarer Nähe zum Nerven Schmerzen wahrnehmen und äußern kann.

Nervus mentalis

Auch der Austrittspunkt des N. alveolaris inferior, als Nervus mentalis, kann intraoperativ beurteilt werden und somit als Orientierungshilfe dienen. Sein Verlauf kann im Bereich des Foramen mentale dargestellt werden, um eine Verletzung bei der Knochenpräparation zu verhindern. Dies ist beispielsweise bei interforaminaler Implantatinsertion ohne guided Surgery oder bei Implantation im Prämolarenbereich sinnvoll. Um den Austrittspunkt am Foramen mentale darzustellen, sollte die Präparation subperiostal mit Hilfe eines stumpfen Raspatoriums in Richtung des vermuteten Foramens erfolgen. Dabei ist jegliche Verletzung des Periostes zu vermeiden, um die Übersicht im Operationsgebiet durch Blutungen nicht zu verlieren.

Den Beginn des Forman mentale sieht man als „Mulde" bzw. Einziehung im Knochen. Falls eine Periostschlitzung im Unterkiefer erforderlich ist, sollte diese stumpf mit einer Präparationsschere erfolgen (Einsatz Präpschere siehe Kapitel 5).

Arterien

Die arterielle Versorgung des Mund-, Kiefer-, Gesichtsbereiches erfolgt durch die A. carotis communis. Diese teilt sich in die A. carotis interna, die für die arterielle Versorgung der intrakraniellen Bereiche zuständig ist, und die A. carotis externa, welche die extrakraniellen Bereiche arteriell versorgt (Abb. 4-4). Für eine Implantation im Unterkiefer sind die vier extrakraniellen Abgänge in die A. sublingualis, A. submentalis, A. buccalis und A. facialis von besonderer Bedeutung. Die Lage der Arterien sollte einem sowohl bei der Periostschlitzung als auch bei der Anästhesie bewusst sein.

Fossa submandibularis

Bei der Fossa submandibularis handelt es sich um eine knöcherne Einziehung unterhalb des hinteren Anteils der Linea mylohyoidea im Molarenbereich, auf der die Submandibulardrüse ruht. Sie weist eine außerordentliche Vielfalt und anatomische Formvarianten auf (Abb. 4-5 und 4-6).

Daher ist besonders bei dem Verzicht auf eine dreidimensionale Bildgebung eine genaue Palpation der knöchernen Struktur zwingend notwendig. Während der Implantation sollte das präparierte Implantatbett mit einer stumpfen Sonde zum Ausschluss knöcherner Perforationen überprüft werden.

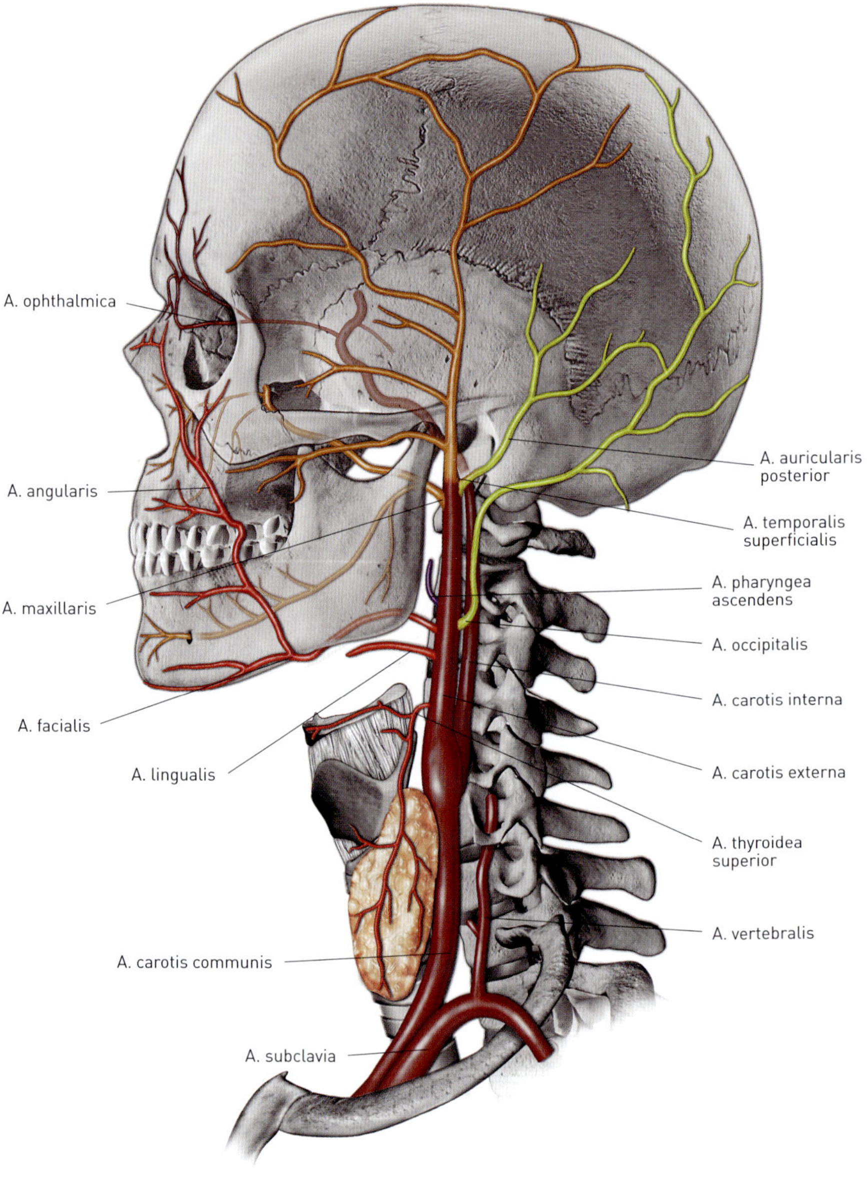

Abb. 4-4 Verlauf und Abgänge der A. carotis communis. (Quelle: Louie Al-Faraje, Chirurgische und radiologische Anatomie für die orale Implantologie, Quintessenz 2018).

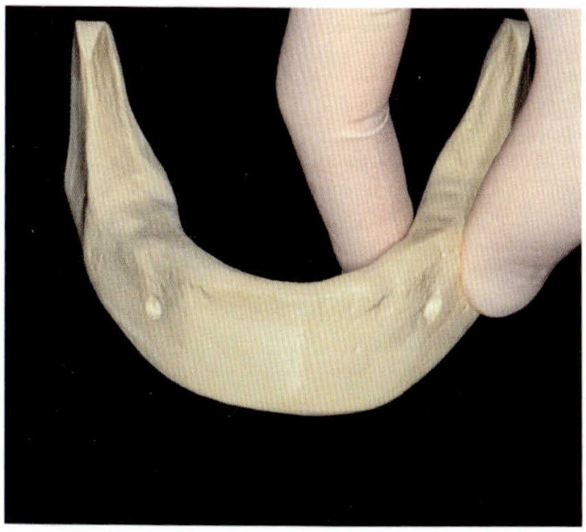

Abb. 4-5 Im Unterkiefer sollte lingual immer die Einziehung der Fossa submandibularis zur besseren Einschätzung des Knochens palpiert werden.

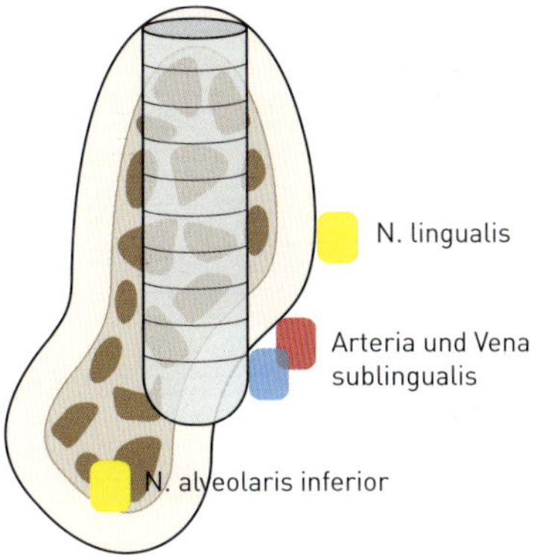

Abb. 4-6 Fossa submandibularis und Risikostrukturen.

Falls es während der Implantation dennoch zu einer lingualen Perforation kommt, sollte die Operation abgebrochen werden und nach 6 Wochen erneut implantiert werden. Eine linguale Perforation kann zu einem Mundbodenhämatom führen. Sollte sich ein Hämatom bilden, so ist darauf zu achten, ob dieses in seiner Größe beschränkt bleibt oder sich kontinuierlich ausdehnt. Bei einer kontinuierlichen Ausdehnung kann es zu einer Atemwegsverlegung kommen; dann sollte der Patient in eine Klinik überwiesen werden.

Defektmorphologie Alveolarkamm

Im Unterkiefer finden wir nach Zahnverlust häufig die Situation eines sich nach krestal verjüngenden Alveolarkamms aufgrund der vestibulär resorbierten Knochenlamelle vor. Nach basal wird der Alveolarkamm dann wieder breiter, sodass eine Art „Eisberg-Effekt" entsteht. Um eine bessere Vorstellung von der Knochenausdehnung zu gewinnen, ist es zusätzlich zur bidigitalen Palpation hilfreich, den Alveolarkamm mit zwei Spiegeln entlangzufahren (Abb. 4-7, siehe Kapitel 2).

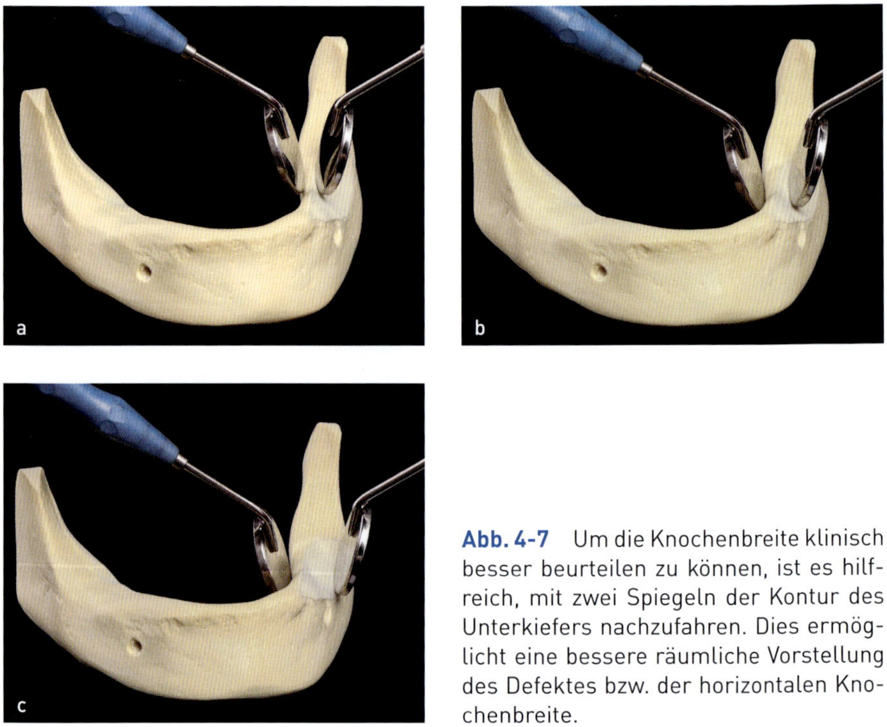

Abb. 4-7 Um die Knochenbreite klinisch besser beurteilen zu können, ist es hilfreich, mit zwei Spiegeln der Kontur des Unterkiefers nachzufahren. Dies ermöglicht eine bessere räumliche Vorstellung des Defektes bzw. der horizontalen Knochenbreite.

Video 4-1 Schnittführung in der Mitte der befestigten Gingiva.

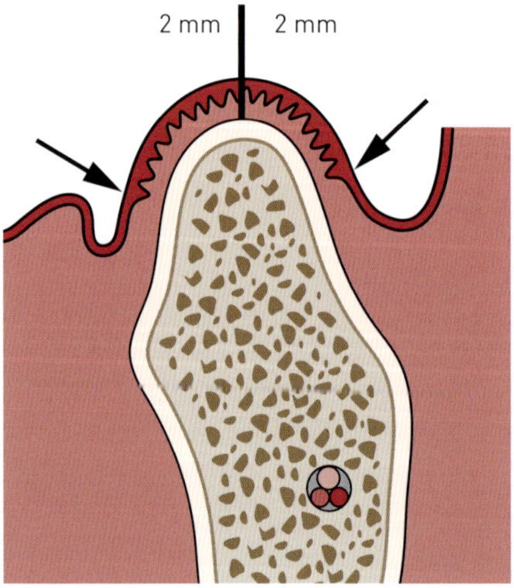

Abb. 4-8 Wenn 4 mm befestigte Gingiva vorhanden ist, sollte die Schnittführung mittig erfolgen. Weitere Beispiele sind in Kapitel 6 zu finden (Video 4-1).

Befestigte Gingiva

Um einen langfristigen Erfolg der Implantation zu gewährleisten, sollte zirkulär um das Implantat ausreichend befestigte Gingiva (mindestens 2 mm) vorhanden sein. Die befestigte Gingiva im Unterkiefer geht lingual und bukkal in die bewegliche Mukosa über. Häufig ist nur ein dünnes Band befestigter Gingiva vorhanden, sodass hier besondere Regeln der Schnittführung beachtet werden sollten. Die Schnittführung bei der Implantation und einer etwaigen Freilegung sollten identisch sein, um eine Narbenbildung zu minimieren. Die Möglichkeiten der Schnittführung in Abhängigkeit von der Breite der befestigten Gingiva werden in Kapitel 6 näher erläutert.

Go

- Es sollten immer scharfe Bohrer und eine ausreichende Wasserkühlung verwendet werden.
- Während der Planung und der Implantation gilt die vollste Aufmerksamkeit dem N. alveolaris inferior.
- Bei der Implantatplanung und während der Implantation sollte die linguale Einziehung der Fossa submandibularis beachtet werden.
- Bei Implantatpositionierung in der Nähe des N. mentalis sollte der anteriore „loop" des Nerven berücksichtigt werden.
- Die Periostschlitzung im Unterkiefer sollte in der Nähe von Risikostrukturen (wie z. B. in der Nähe des Nervus mentalis) stumpf mit der Präparationsschere erfolgen.

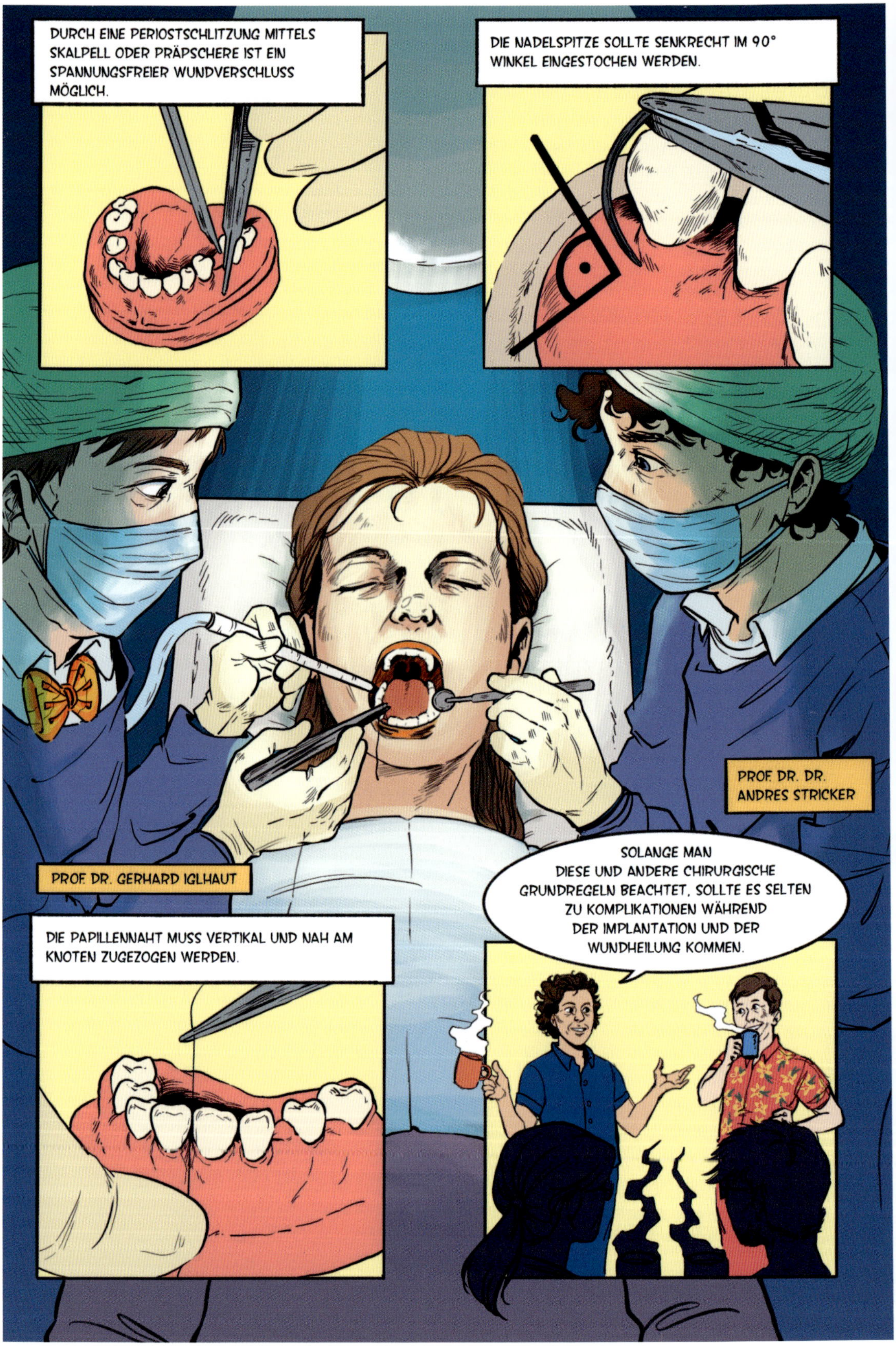

DURCH EINE PERIOSTSCHLITZUNG MITTELS SKALPELL ODER PRÄPSCHERE IST EIN SPANNUNGSFREIER WUNDVERSCHLUSS MÖGLICH.
DIE NADELSPITZE SOLLTE SENKRECHT IM 90° WINKEL EINGESTOCHEN WERDEN.
PROF. DR. DR. ANDRES STRICKER
PROF. DR. GERHARD IGLHAUT
SOLANGE MAN DIESE UND ANDERE CHIRURGISCHE GRUNDREGELN BEACHTET, SOLLTE ES SELTEN ZU KOMPLIKATIONEN WÄHREND DER IMPLANTATION UND DER WUNDHEILUNG KOMMEN.
DIE PAPILLENNAHT MUSS VERTIKAL UND NAH AM KNOTEN ZUGEZOGEN WERDEN.

5

Wundverschluss und Wundheilung

Tobias Fretwurst | Susanne Nahles |
Gerhard Iglhaut | Andres Stricker

Wundverschluss

Grundsätzlich wird ein speicheldichter und spannungsfreier Wundverschluss angestrebt, der für die Dauer der Wundheilung stabil bleibt. Die Auswahl des Nahtmaterials und die Nahttechnik werden kontrovers diskutiert, wobei Empfehlungen für deren Auswahl häufig auf der Basis von individuellen Präferenzen gegeben werden. Die Qualität des Wundverschlusses wird durch die Schnittführung und Lappenmobilisierung (siehe Kapitel 1, 3 und 4), als auch durch die Wahl des Nahtmaterials und der Nahttechnik beeinflusst.

Nahtmaterial

Ein ausreichender Wundverschluss kann prinzipiell mit jedem verfügbaren Nahtmaterial erreicht werden. Es werden monofile („einfädig", ein Filament) und polyfile (mehrere Filamente) sowie resorbierbare (auflösbare) und nicht resorbierbare Nahtmaterialien unterschieden. Ein monofiles, resorbierbares Nahtmaterial bietet gegenüber einem polyfilen Nahtmaterial den Vorteil einer geringen Plaqueretention und Bakterienkolonisation und führt zu einer geringeren Gewebereaktion.

Es wird ein monofiles, resorbierbares Nahtmaterial empfohlen, das für den universellen Gebrauch im Rahmen von implantologischen Eingriffen, Knochenaugmentationen und in der mukogingivalen Chirurgie angewendet werden kann. Eine Fadenstärke von 9-0 bis 4-0 findet in der Implantatchirurgie Verwendung. Im täglichen Klinikalltag zeigt sich, dass eine Fadenstärke von 5.0 bzw. 4.0 für alle Eingriffe geeignet ist. Ein stärkerer Faden hat eine größere Oberfläche für die Plaqueretention und ist weniger flexibel als ein dünnerer Faden. Um den Knoten richtig zu platzieren und entsprechend richtig fixieren zu können, sollten sowohl der Finger der einen Hand als auch der Nadelhalter, „Knoten-nah" platziert werden (Abb. 5-1). Man neigt dazu, wenn man mit der Implantologie beginnt, beim „Zuziehen" des Knotens nicht nachzufassen und produziert so einen inadäquaten Knotensitz.

Periostschlitzung

Beim Wundverschluss ist vor allem auf eine ausreichende Lappenmobilisation durch die Schlitzung des Periosts (Periostschlitzung, Kapitel 1) zu achten, um einen spannungsfreien Wundverschluss zu ermöglich (bei der regulären Implantation ohne ossäre oder weichgewebige Augmentation ist keine Pe-

Abb. 5-1 Knotennahe Platzierung von Nadelhalter und Finger. Es kann ratsam sein, noch einmal „näher" am Knoten nachzufassen. Man sollte darauf achten, den Knoten „nach unten" festzuziehen, um keinen lockeren Knoten („Luftknoten") zu generieren.

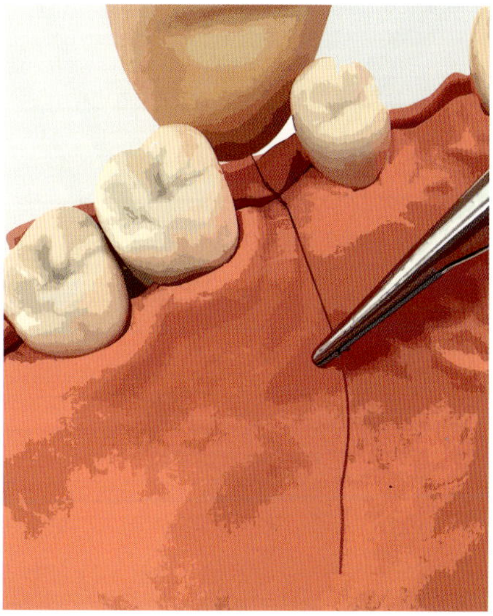

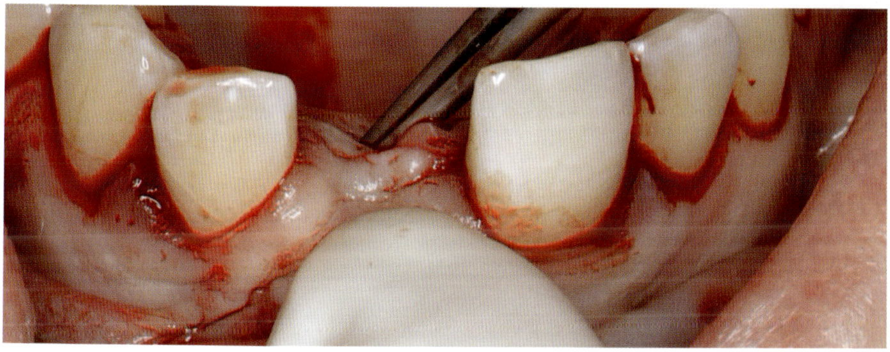

Abb. 5-2 Prüfung spannungsfreier Wundverschluss. Die Wundränder lassen sich locker übereinanderlegen.

Video 5-1 Periostschlitzung für den speicheldichten Wundverschluss.

riostschlitzung notwendig). Dieser ist dann gewährleistet, wenn die jeweiligen Wundränder ohne starken Zug mit der Pinzette oder dem Daumen der einen Hand übereinandergelegt werden können (Abb. 5-2 und Video 5-1). Erreicht man hier keine Spannungsfreiheit, so ist gerade bei Augmentationen eine Wunddehiszenz die unvermeidbare Folge.

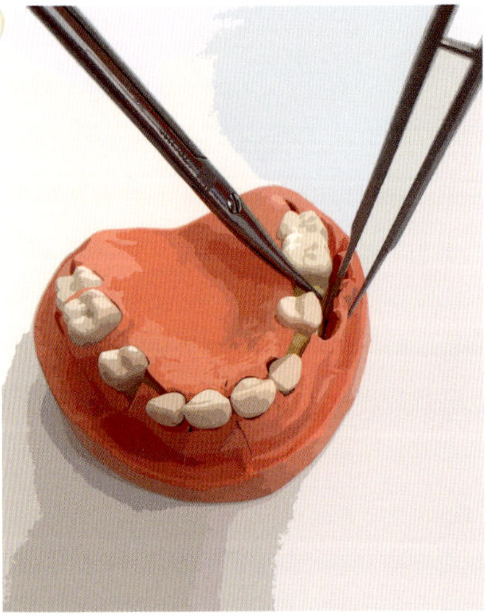

Abb. 5-3 Periostschlitzung mittels Präpschere. Hierfür wird analog zur Periostschlitzung mittels Skalpell der Mukoperiostlappen in der Tiefe des Vestibulums gegriffen. Anschließend wird im geschlossen Zustand die Präpschere (nur) durch das Periost gestochen und die Schere geöffnet, um so das Periost zu schlitzen. Die Schere darf niemals im Gewebe wieder geschlossen werden, da ansonsten Risikostrukturen verletzten werden könnten.

Video 5-2 Periostschlitzung mit Präpschere.

Die Periostschlitzung kann auch mittels „Präpschere" gerade oberhalb von Risikostrukturen (z. B. Foramen mentale) durchgeführt werden (Abb. 5-3 und Video 5-2).

Zu beachten ist, dass der Wundrand während der Naht allerdings möglichst wenig bis gar nicht mit der Pinzette gegriffen werden sollte (siehe Pinzetteneinsatz, Kapitel 1). Die Wundränder sollten auf dem gleichen Niveau adaptiert werden, um eine primäre Wundheilung mit geringer Narbenbildung zu erreichen (Abb. 5-1). Eine gute Adaptation der Wundränder wird durch den gleichen Abstand der Ein- bzw. Ausstichstelle der Naht zum Wundrand erreicht. So lässt sich eine „Stufenbildung" der Wundränder vermeiden.

Um den Mukoperiostlappen in allen Schichten zu greifen, muss die Nadelspitze senkrecht (90° zur Oberfläche) eingestochen werden (Abb. 5-4 und Video 5-3). Ein zu flaches Einstechen sollte vermieden werden, da so die Naht häufig ausreißt oder nicht alle Schichten erreicht werden und der Wundrand dann nicht adäquat adaptiert werden kann (der Lappen rollt sich beispielsweise ein). Nach Durchstechen des vollständigen Lappens sollte die Nadel sofort

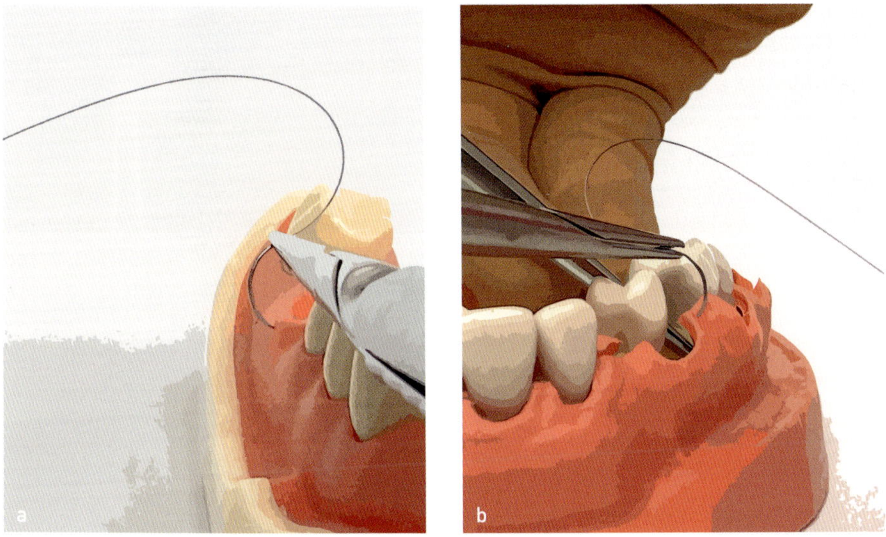

Abb. 5-4 Die Nadelspitze sollte senkrecht (90° zur Gingivaoberfläche) eingestochen werden (a). Die Pinzette kann als Widerlager benutzt werden, um das Durchstechen aller Schichten mit der Nadel zu erleichtern (b).

Video 5-3 Einstechen der Nadelspitze, 90° zur Oberfläche.

rotiert werden, damit die Nadelspitze auf dem Knochen nicht stumpf wird und sie an dem Knochen vorbeirotiert wird.

Ein „Einrollen" des Lappens sollte man vermeiden, da in der Folge kein speicheldichter Wundverschluss erreicht werden kann. Dies kann erstens eine Kontamination des Implantates oder Augmentates begünstigen. Zweitens kann es durch die inadäquate Lappenadaptation in diesen Regionen zu Nachblutungen kommen. Die Dichtigkeit kann durch dezenten vestibulären Druck auf den Lappen grob getestet werden. Lässt sich Blut exprimieren, so ist der Wundrand an diesen Stellen nicht adäquat adaptiert.

Um auch in nicht gut erreichbaren OP-Gebieten die Nadel mit 90° einstechen zu können, ist es hilfreich, sie dementsprechend unterschiedlich in den Nadelhalter einzuspannen (Abb. 5-5).

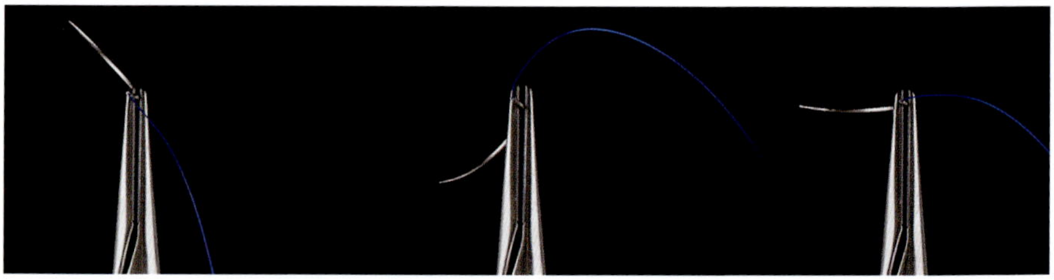

Abb. 5-5 Um intraoral die Nadel im richtigen Winkel verwenden zu können, ist es hilfreich, diese entsprechend der Situation unterschiedlich einzuspannen.

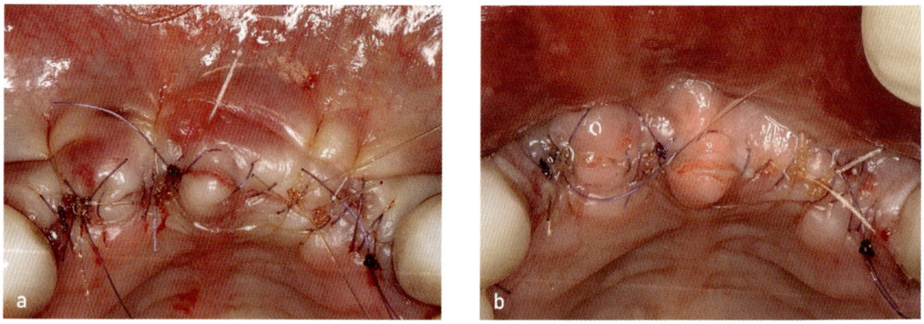

Abb. 5-6 Fortlaufende Naht mit Haltenähten intraoperativ (a). 1 Tag postoperativ (b) mit Hämatom Oberlippe. Das Hämatom ist ein indirektes Zeichen für einen speicheldichten Wundverschluss. Die Schnittführung ist kaum noch zu erkennen.

Video 5-4 Fortlaufende Naht.

Video 5-5 Papillennaht. Vertikale Matratzennaht mit monofilem Faden 4-0.

Eine fortlaufende Naht bietet sich häufig aufgrund der Einfachheit und Zeitersparnis (u. a. durch die geringe Knotenanzahl) an (Abb. 5-6 und Video 5-4). Die fortlaufende Naht kann mit zusätzlichen Einzelknopfnähten gesichert werden. Grundsätzlich können anstelle der fortlaufenden Naht auch Einzelknopfnähte verwendet werden.

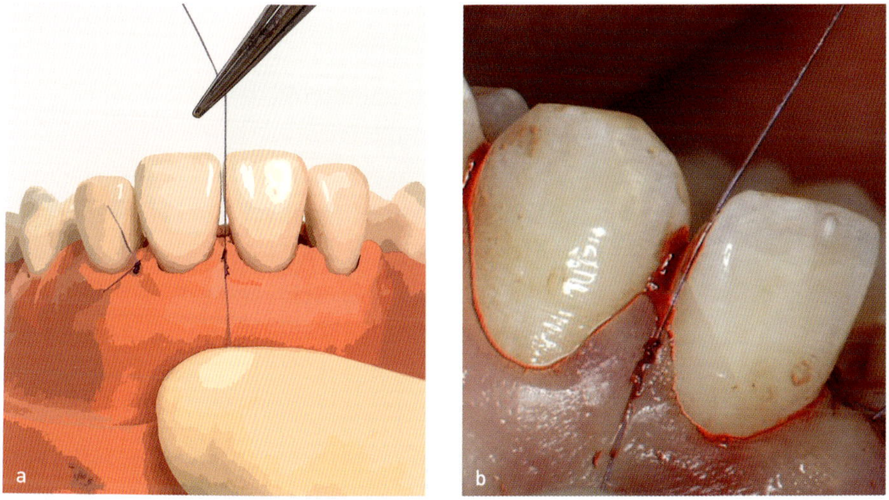

Abb. 5-7 Vertikales Zuziehen der Papillennaht. „Knotennahes" Zuziehen der Naht (vergleiche Abb. 5-1).

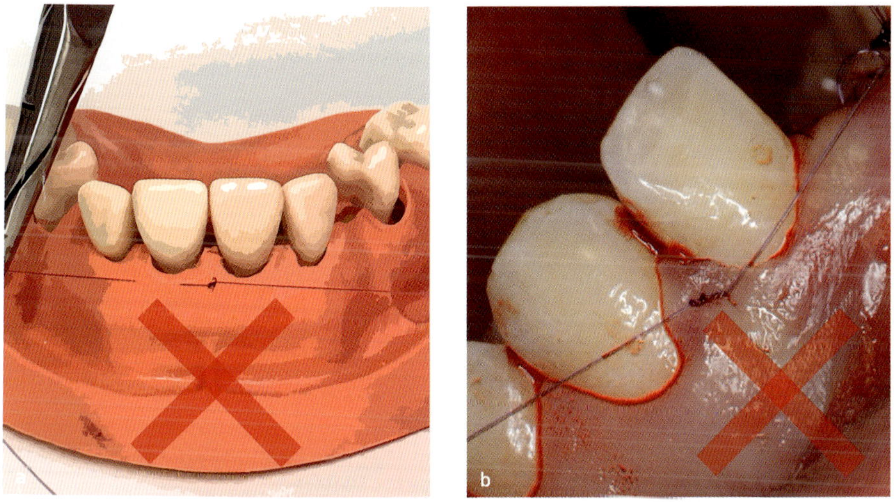

Abb. 5-8 Horizontales Zuziehen der Naht sollte vermieden werden. Ebenso das „knotenferne" Zuziehen der Naht.

Die Papillennaht ist eine vertikale Matratzennaht (Video 5-5).

Die Fadenenden werden in apikokoronaler, d. h. vertikaler Richtung zugezogen werden (Abb. 5-7). So kann gewährleistet werden, dass sich die Papille in den Approximalraum schmiegt.

Ein horizontales Zuziehen des Knotens bei der Papillennaht (mesiale-distale Richtung) führt zu einer unzureichenden Adaptation der Papille (Abb. 5-8).

Interimsversorgung

Um die Wunde postoperativ zu schützen und den Patienten ästhetisch optimal zu versorgen, sollte die prothetische Interimsversorgung unmittelbar nach dem Nahtverschluss (wieder-)eingesetzt werden. Die Abdeckung der Wunde vermeidet mechanische Irritationen der Wunde bei der Nahrungsaufnahme und durch die Zunge. Hierfür muss die Versorgung zunächst soweit ausgeschliffen werden, dass kein Kontakt zur Schleimhautoberfläche besteht. Scharfe Kanten sollten dabei vermieden werden. Anschließend sollte die Prothese weich unterfüttert werden, um eine Anpassung an die neuen Weichgewebeverhältnisse und damit eine größtmögliche Lagestabilität zu erreichen (Video 5-6). Das Ausschleifen der Prothese und die Unterfütterung muss unmittelbar nach der OP erfolgen, da die beginnende Schwellung das Anpassen der Prothese erschwert. Die Interimsversorgung sollte bis zum nächsten Tag (siehe Verlaufskontrolle) in situ verbleiben und erstmalig durch den Behandler bei der Wundkontrolle am Folgetag entfernt und gereinigt werden. Sollte keine Interimsprothese vorhanden sein, kann alternativ eine Schutzplatte (Tiefziehschiene) angefertigt werden. Insbesondere bei Patienten mit antikoagulierender Medikation kann vor Eingliederung der Prothese oder der Tiefziehschiene ein lokales Hämostyptikum (z. B. Tabotamp, Ethicon) auf die Wunde gelegt werden (Video 5-6 und 5-7).

Video 5-6 Weichbleibende Unterfütterung.

Video 5-7 Aufbringen von resorbierbarem Hämostyptikum.

Postoperatives Verhalten

Nach dem operativen Eingriff sollte der Patient über das postoperative Verhalten, mögliche Folgeerscheinungen der Behandlung und das Risiko von Wundheilungsstörungen aufgeklärt werden.

Postoperativ wird empfohlen, eine vorsichtige sowie gründliche Mundhygiene unter Aussparung des OP-Gebietes einzuhalten und körperliche Anstrengung zu vermeiden. Um einer ausgeprägten Schwellung entgegenzuwirken, wird eine lokale Wangenkühlung angeraten. Zur Bedarfsanalgesie wird ein antiphlogistisches Analgetikum verschrieben, wobei von einem festen Dosierungsschema abgesehen wird. Bei einfachen Eingriffen wie z. B. Einzelzahnimplantation ohne den Einsatz von Fremdmaterialien und ohne eine Periostschlitzung werden eine geringe bis keine Schwellung und nur minimale Schmerzen bis zum 1. postoperativen Tag erwartet. Insbesondere nach Knochenaugmentationen, infolge derer für einen Wundverschluss eine Periostschlitzung durchgeführt wird, sollten Patienten über eine mögliche Hämatombildungen (mit extraoraler Wangenschwellung) informiert werden (Abb. 5-6). War der Wundverschluss nicht „speicheldicht", so bildet sich i. d. R. auch kein Hämatom, da das Blut über die Wunde abfließen konnte. Die Hämatombildung ist daher ein guter Indikator, um sein operatives Vorgehen postoperativ zu bewerten.

Schmerzmedikation

Eine medikamentöse Schmerztherapie sollte auf die Grunderkrankungen des Patienten abgestimmt sein (Anamnese, Kapitel 2). In der Regel reichen Nicht-Opioidanalgetika als Schmerzmittel (wie Ibuprofen 600 mg oder Paracetamol 500 mg) aus. Metamizol oder niederpotente Opioidanalgetika (wie Tramal) sind nur bei stärkeren Schmerzen bei oralchirurgischen Eingriffen indiziert.

Verlaufskontrollen

Für eine initiale Wundkontrolle wird der erste postoperative Tag empfohlen. Eine ausgeprägte Schmerzsymptomatik am ersten postoperativen Tag ist unüblich und kann auf eine Abweichung eines idealen Verlaufes hinweisen. Bei der Wundkontrolle ist sowohl auf die extraorale und intraorale Schwellung, Schmerzen, die Adaptation und Kolorierung der Wundränder als auch auf die Naht und mögliches Exsudat wie z. B. Blut oder Wundsekret zu achten. Des Weiteren sollte (gerade bei Eingriffen im Unterkiefer) die Sensibilität der Haut am Kinn, der Zunge und der Gingiva überprüft (Spitz-Stumpf- bzw. Zweipunkt-Diskrimination) und dokumentiert werden.

Streicht man entlang des Vestibulums mit dem Finger auf Höhe des inserierten Implantates, so sollte **kein** Druckschmerz auslösbar sein.

Sollte es zur Wundheilungsstörung kommen, die sich u. a. durch Schwellung der Wunde, Schmerzen, Weichgewebedehiszenz oder Blutung äußern kann, muss eine gesonderte Therapie eingeleitet werden. Ansonsten können die Fäden am siebten Tag entfernt werden.

Wundheilungsstörungen

Unter Beachtung der chirurgischen Grundregeln kommt es selten zu Komplikationen während der Wundheilung. Eine Weichgewebedehiszenz kann unterschiedliche Ursachen haben. Eine Dehiszenz kann durch Spannungen am Wundrand und eine Stufenbildung bzw. ein Aufrollen des Wundrandes auftreten (siehe Periostschlitzung, speicheldichter Wundverschluss, Naht). Bei der Wunddehiszenz weichen die Wundränder auseinander und können in der Folge nicht mehr primär ausheilen. Es kommt dann zur sekundären Ausheilung durch Granulation des Defektes. Zur Unterstützung der sekundären Granulation wird die lokale Applikation eines Wunddesinfektionsmittels (z. B. Betaisodona Mundantiseptikum) durch den Patienten empfohlen. Ein erneuter Nahtverschluss kann eine Wunddehiszenz nicht beheben (sog. Sekundärnähte)!

Insbesondere im Rahmen von Knochenaugmentationen können Wunddehiszenzen durch eine scharfe Kante des Augmentates entstehen. Die Beseitigung der scharfen Kante führt in aller Regel zur Ausheilung der Wunddehiszenz. Hierfür wird das schonende Abtragen mit einer diamantierten Kugelfräse empfohlen. Eine lokale Anästhesie kann dafür notwendig werden. Hauptgrund für eine Wunddehiszenz nach Knochenaugmentation ist allerdings die nicht ausreichende Periostschlitzung und daraus resultierende Spannung auf die Lappenränder.

Schmerzen, die über eine Zeitdauer von 24 Stunden nach der Implantation andauern und mit weiteren Entzündungszeichen (Schwellung, Rötung, Überwärmung) und Druckdolenz im Vestibulum auf Höhe der Implantation bzw. Augmentation einhergehen, können auf eine Wundinfektion hinweisen. Beim Auftreten einer Wundinfektion nach Einbringen eines Implantates bzw. eines

Knochentransplantats oder eines anderen Fremdmaterials sollte frühzeitig an dessen Entfernung gedacht werden. Eine prolongierte orale Antibiotikagabe ist selten erfolgversprechend.

Bei frühem Implantatverlust oder Wundheilungsstörungen nach Explantation trotz gründlichem Debridement der Explantationswunde sollte an eine (bisher nicht bekannte) Antiresorptivatherapie in der Anamnese des Patienten oder weitere Risikofaktoren gedacht werden (Anamnese, Kapitel 2 und 7).

Tipps

- Grundsätzlich wird ein speicheldichter und spannungsfreier Wundverschluss angestrebt. Hier wird ein monofiles, resorbierbares Nahtmaterial empfohlen. In der Regel sind Einzelknopfnähte oder fortlaufende Nähte ausreichend. Zur Fixation der Papille ist eine vertikale Matratzennaht, eine sog. Papillennaht, zu empfehlen.
- Die prothetische Interimsversorgung (ausgeschliffen und weich unterfüttert) sollte unmittelbar nach dem Wundverschluss eingesetzt werden und bis zum nächsten Tag in situ bleiben, um die Wundfläche adäquat zu schützen.
- Wundheilungsstörungen nach oralchirurgischen Eingriffen können in Form von Schmerzen, Weichgewebedehiszenz oder Blutung auftreten.
- Bei Wunddehiszenzen kann supportiv ein Wunddesinfektionsmittel (z. B. Betaisodona Mundantiseptikum) zur häuslichen Anwendung durch den Patienten eingesetzt werden.
- Schmerzen mit weiteren Entzündungszeichen, die über eine Zeitdauer von 24 Stunden nach der Implantation/Augmentation andauern, können auf eine Wundinfektion hinweisen. Hier sollte eine frühzeitige Entfernung des Implantates und/oder des Fremdmaterials in Betracht gezogen werden.

Go

- Nach dem operativen Eingriff sollte der Patient über das postoperative Verhalten, mögliche Folgeerscheinungen der Behandlung und das Risiko von Wundheilungsstörungen aufgeklärt werden. Eine Bedarfsanalgesie kann empfohlen werden; von einem festen Dosierungsschema sollte bei allgemein gesunden Patienten abgesehen werden, da nicht notwendig.
- Die Wunde sollte direkt einen Tag sowie sieben Tage postoperativ kontrolliert werden, um potenzielle Wundheilungsstörungen detektieren und ggf. therapieren zu können.
- Unter Beachtung der chirurgischen Grundregeln kommt es selten zu Komplikationen während der Wundheilung. Bei ungestörter Wundheilung können die Fäden nach 7 Tagen entfernt werden.

Stopp

- Sekundärnähte bei einer Wunddehiszenz sollten unterbleiben.

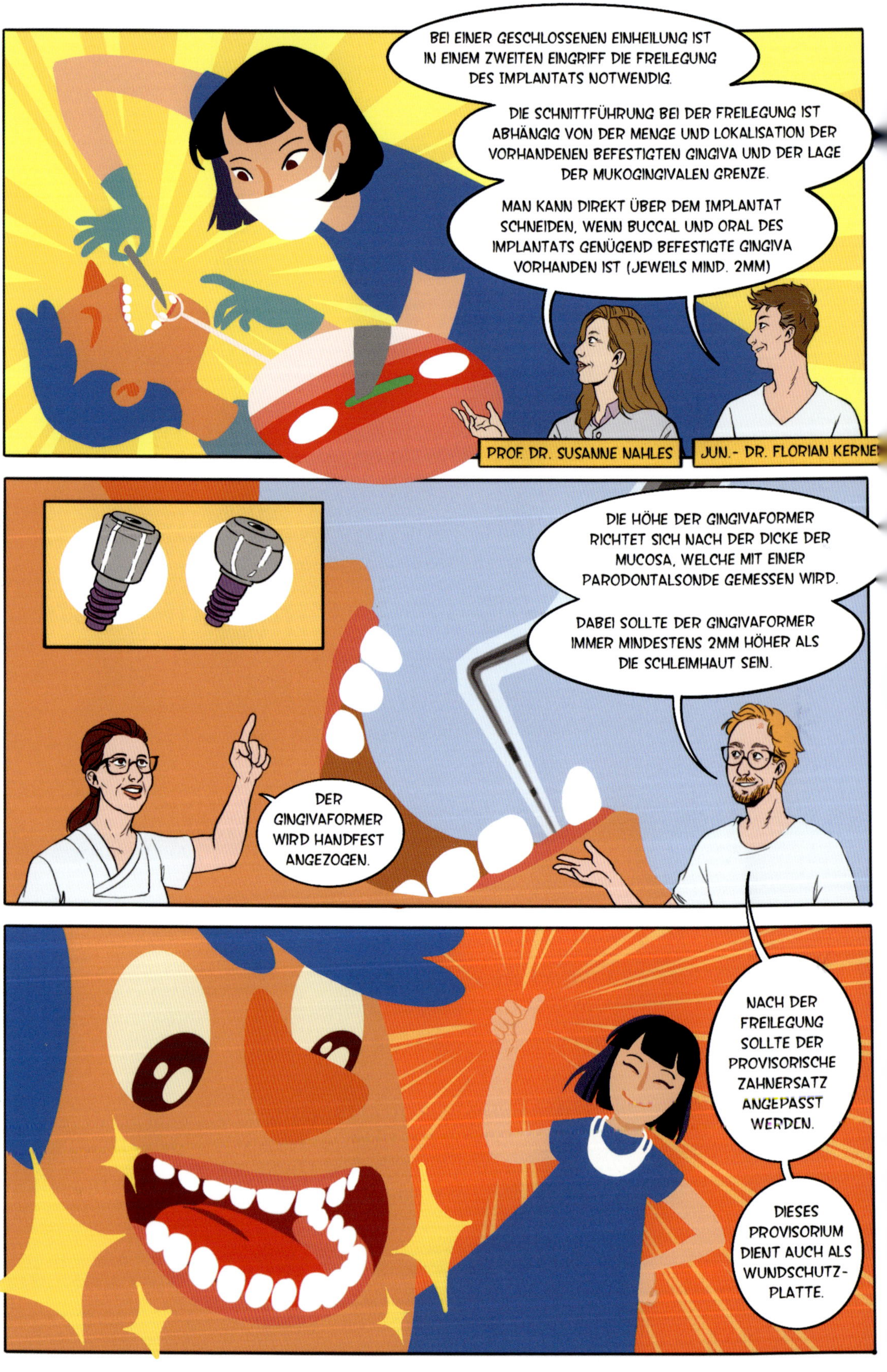
BEI EINER GESCHLOSSENEN EINHEILUNG IST IN EINEM ZWEITEN EINGRIFF DIE FREILEGUNG DES IMPLANTATS NOTWENDIG.
DIE SCHNITTFÜHRUNG BEI DER FREILEGUNG IST ABHÄNGIG VON DER MENGE UND LOKALISATION DER VORHANDENEN BEFESTIGTEN GINGIVA UND DER LAGE DER MUKOGINGIVALEN GRENZE.
MAN KANN DIREKT ÜBER DEM IMPLANTAT SCHNEIDEN, WENN BUCCAL UND ORAL DES IMPLANTATS GENÜGEND BEFESTIGTE GINGIVA VORHANDEN IST (JEWEILS MIND. 2MM)
PROF. DR. SUSANNE NAHLES
JUN.- DR. FLORIAN KERNE
DIE HÖHE DER GINGIVAFORMER RICHTET SICH NACH DER DICKE DER MUCOSA, WELCHE MIT EINER PARODONTALSONDE GEMESSEN WIRD.
DABEI SOLLTE DER GINGIVAFORMER IMMER MINDESTENS 2MM HÖHER ALS DIE SCHLEIMHAUT SEIN.
DER GINGIVAFORMER WIRD HANDFEST ANGEZOGEN.
NACH DER FREILEGUNG SOLLTE DER PROVISORISCHE ZAHNERSATZ ANGEPASST WERDEN.
DIESES PROVISORIUM DIENT AUCH ALS WUNDSCHUTZ-PLATTE.

6

Implantatfreilegung

Susanne Nahles | Oliver Wagendorf | Florian Kernen

Implantate können offen (transgingival/einzeitig) oder geschlossen (subgingival/zweizeitig/gedeckt) einheilen. In der Regel beträgt die Einheilzeit der Implantate ohne augmentative Maßnahmen im Oberkiefer 3 Monate und im Unterkiefer 6 Wochen (siehe Kapitel 1). Bei der geschlossenen Einheilung wird das Implantat für die Phase der Osseointegration plastisch gedeckt; für die offene Einheilung wird direkt nach der Implantatinsertion ein Gingivaformer, ein Abutment oder die vorgefertigte Krone eingeschraubt, die Schleimhautränder daran adaptiert und, wenn notwendig, mit Nähten fixiert. Bei der geschlossenen Einheilung wird nach der Einheilzeit eine Freilegung des Implantates notwendig. Das Ziel der Freilegung ist die Gewährleistung der ungehinderten prothetischen Zugänglichkeit der Implantate und Beibehaltung oder Erzeugung idealer Weichgewebeverhältnisse mit ausreichend befestigter Gingiva (mind. 2 mm) periimplantär (siehe Kapitel 1). Zur Lokalisation der Implantate unter der Schleimhaut kann das nochmalige Einsetzen der Bohrschablone (sofern vorhanden) hilfreich sein. Die Implantatposition kann mit der Parodontalsonde auf der Schleimhaut markiert werden. Bei geringer Schleimhautdicke können die Implantate auch „gräulich" durchschimmern. Schleimhautstanzen sollten bei der Freilegung nur verwendet werden, wenn nach der Schleimhautstanzung mindestens 2 mm (bukkal/oral) befestigte Gingiva um das Implantat vorhanden ist. Die folgenden Kriterien sind für die Lokalisation der Schnittführung bzw. das Lappendesign wichtig.

Die Schnittführung bzw. OP-Technik bei der Freilegung ist abhängig von:

- der Breite und Lokalisation der vorhandenen befestigten Gingiva,
- der Lage der mukogingivalen Grenze im Bereich des Implantates,
- der Lage der mukogingivalen Grenze im Bereich der Nachbarzähne.

Erscheinen die Position der mukogingivalen Grenze oder die Breite der befestigten Gingiva nicht ideal, so sollte dies durch eine überlegte Schnittführung und die Verwendung eines lateralen Verschiebelappens korrigiert/optimiert werden. Hier sollte zwischen Ober- und Unterkiefer unterschieden werden, da die Schleimhautverhältnisse differieren.

Der laterale Verschiebelappen wird auch apikaler Verschiebelappen oder Vestibulumplastik genannt. Nach der initialen, meist krestalen Schnittführung werden vertikale Entlastungsschnitte durchgeführt und ein reiner Mukosalappen gebildet. Das Periost verbleibt am Knochen (Video 6-1). Die mesiale und distale Entlastung erfolgt bei bezahnten Patienten im Abstand von 1,5 mm vom Nachbarzahn. Die Länge der Entlastung reicht über die mukogingivale Grenze hinaus. Nach der Präparation des Mukosalappens wird dieser nach vestibulär

Video 6-1 Verschiebelappen.

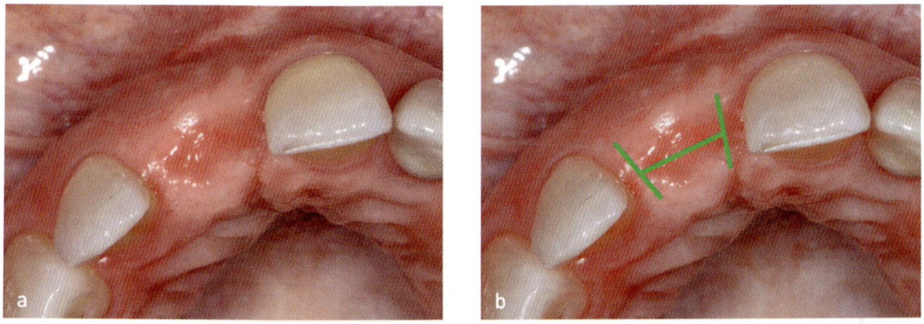

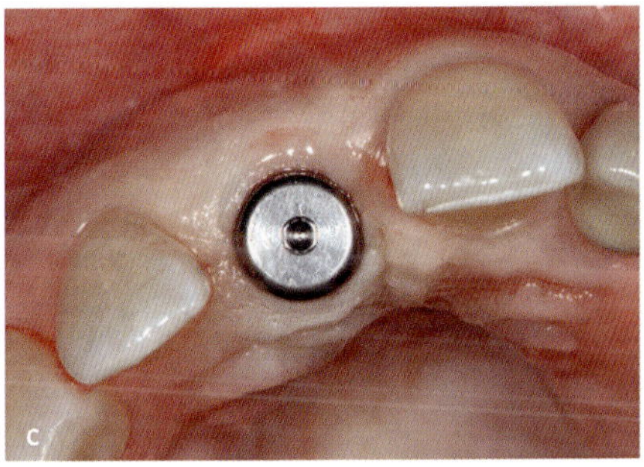

Abb. 6-1 Freilegung Implantat Regio 11: präoperative Situation vor Freilegung von okklusal (a); die krestale Schnittführung mit vertikalen Entlastungen 1,5 mm vom Nachbarzahn (Türflügelschnitt) (b); nach erfolgter Freilegung mit Gingivaformer in situ (c).

verlagert und am Periost vernäht. Dazu wird der Mukosalappen sehr schonend behandelt und nicht mit den Branchen der chirurgischen Pinzette gequetscht (siehe Kapitel 1). Anschließend wird über dem Implantat verbliebenes Gewebe entfernt, die Verschlussschraube herausgeschraubt und der Gingivaformer als Platzhalter eingesetzt.

Schnittführung bei ausreichend befestigter Gingiva im Ober- und Unterkiefer

Wenn bukkal und oral des Implantates ausreichend befestigte Gingiva (jeweils mind. 2 mm) vorhanden ist, dann kann die Schnittführung direkt mittig über dem Implantat erfolgen (Abb. 6-1).

Die Schnittführung erfolgt ausschließlich in der befestigten Gingiva mit jeweils kurzen mesialen und distalen Entlastungen. Im teil- oder unbezahnten

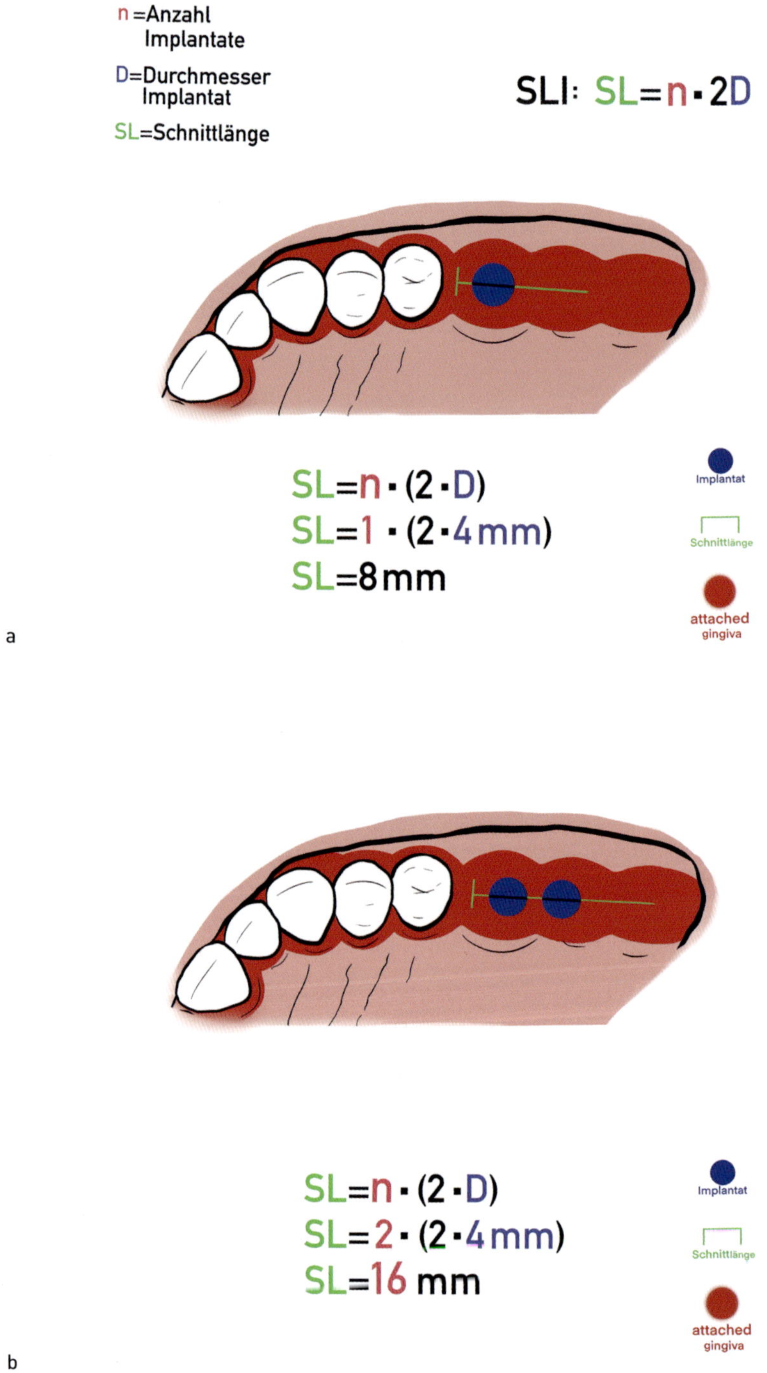

Abb. 6-2 Horizontale Schnittlängenberechnung basierend auf Implantatdurchmesser und -anzahl mit dem Schnittlängen-Implantat-Index (SLI) am Beispiel von einem (a) und zwei Implantaten (b).

Video 6-2 Freilegung.

Kiefer erfolgt die Schnittführung ebenso mittig über den Implantaten. Diese wird nach mesial und distal so weit extendiert, dass eine Freilegung aller Implantate möglich ist. Die krestale Schnittführung bei Freiendsituationen im Ober- und Unterkiefer sollte nach distal um den doppelten Implantatdurchmesser und um die jeweilige Implantatanzahl erweitert werden (Abb. 6-2).

Die Schnittführung erfolgt mit einem Skalpell (Klinge 15 oder 15c). Anschließend wird mit einem Raspatorium, welches auf das Implantat (Deckschraube) aufgesetzt wird, durch rotierende Bewegungen die Mukosa vorsichtig nach oral und bukkal bis zu den Implantaträndern mobilisiert (Video 6-2). Es soll kein Mukoperiostlappen präpariert werden. Die Deckschraube wird entfernt und der Gingivaformer als Platzhalter eingesetzt. Eine Naht ist nicht notwendig, sofern die Gingiva gut an den Gingivaformer adaptiert ist. Bei Patienten mit einem erhöhten Blutungsrisiko (Einnahme von oralen Antikoagulanzien) wird eine Naht zur Blutungsprophylaxe empfohlen. Bei zu weit mobilisierter Gingiva oder der Ablösung der Papille des Nachbarzahnes sollte die mobilisierte Gingiva mit einer Naht fixiert werden.

Schnittführung bei nicht ausreichend befestigter Gingiva im Ober- und Unterkiefer

Oberkiefer

Im Oberkiefer kann durch die Schnittführung in Kombination mit einem Verschiebelappen meistens eine adäquate Breite periimplantärer befestigter Gingiva erreicht werden, ohne dass ein freies Schleimhauttransplantat notwendig wird. **Hierfür sollte die krestale Schnittführung 4 mm von der bukkalen mukogingivalen Grenze erfolgen.**

Tabelle 6-1 Schnittführung Einzelzahn Oberkiefer

Einzelzahn Oberkiefer		**In der ästhetischen Zone**
Mukogingivale Grenze > 2 mm bukkal der Implantatschulter und auf der Höhe der mukogingivalen Grenze des Nachbarzahnes.	Mukogingivale Grenze < 2 mm bukkal der Implantatschulter oder koronal der mukogingivalen Grenze des Nachbarzahns.	Mukogingivale Grenze > 2 mm bukkal der Implantatschulter, aber nicht auf der Höhe der mukogingivalen Grenze des Nachbarzahns.
■ Schnittführung mittig über dem Implantat, ■ kurze vertikale Entlastungen (Türflügelschnitt), ■ Entlastung 1,5 mm vom Nachbarzahn (Abb. 6-3a).	■ Schnittführung 4 mm von der mukogingivalen Grenze, ■ vertikale mesiale und distale Entlastung über die mukogingivale Grenze hinaus, ■ Entlastung 1,5 mm vom Nachbarzahn entfernt, ■ Bildung eines Mukosalappens, ■ Verschiebung des Lappens nach lateral/apikal, bis der Lappen auf gleicher Höhe wie die mukogingivale Grenze des Nachbarzahns ist, ■ Fixation mit Einzelknopfnähten oder fortlaufender Naht (Abb. 6-3b und c).	*Merke: Ist bei ausreichend befestigter Gingiva (mind. 2 mm) in der ästhetischen Zone die mukogingivale Grenze des Implantates koronal der mukogingivalen Grenze des Nachbarzahns, kann zur ästhetischen Optimierung ein lateraler Verschiebelappen sinnvoll sein.* **Gleiches Vorgehen wie Abb. 6-3b und c.**

Unterkiefer

Sollte die Gesamtbreite der vorhandenen befestigten Gingiva im Unterkiefer 2 mm oder weniger betragen, so muss eine Lappenplastik mit einem freien Schleimhauttransplantat vom Gaumen durchgeführt werden. Sollte die Breite der vorhandenen befestigten Gingiva < 4 mm aber > 2 mm sein, kann ein lateraler Verschiebelappen mit oder ohne freies Schleimhauttransplantat verwendet werden. Lingual vom Implantat sollten unbedingt mindestens 2 mm befestigte Gingiva belassen werden. Bewegliche Mukosa kann am Implantat zu schmerzhaften Irritationen führen.

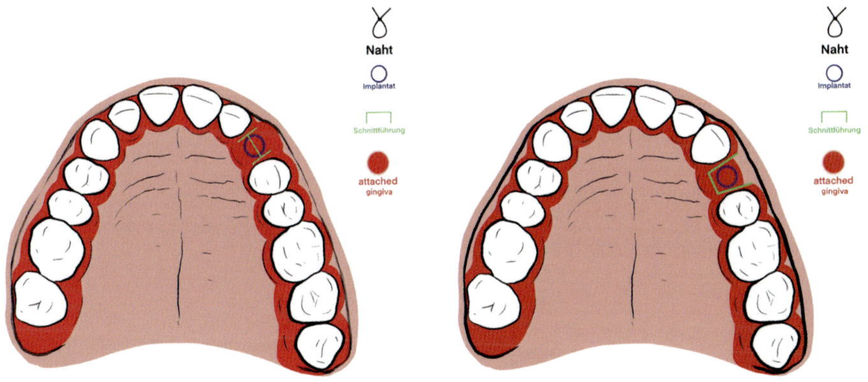

a b

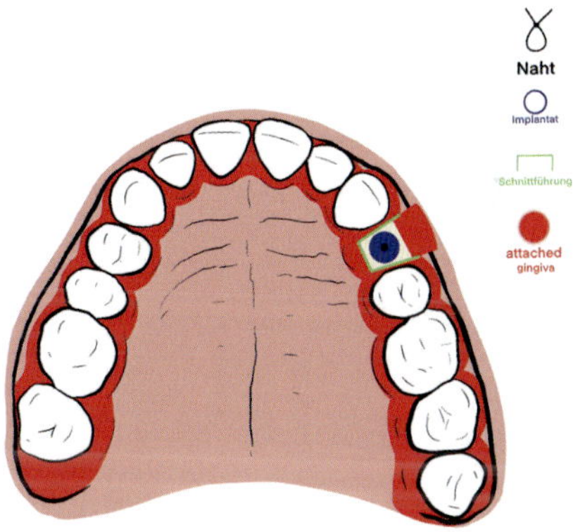

c

Abb. 6-3 Schematische Darstellung der Schnittführung bei einem Einzelzahnimplantat im Oberkiefer: (a) befestigte Gingiva > 2 mm bukkal der Implantatschulter, Schnittführung (grün) mittig über dem Implantat; (b) befestigte Gingiva < 2 mm bukkal der Implantatschulter oder mukogingivale Grenze am Implantat koronal der mukogingivalen Grenze des Nachbarzahnes; (c) Schnitt (grün) 4 mm von der mukogingivalen Grenze, dann apikale Verschiebung eines Mukosalappens.

Tabelle 6-2 Schnittführung im teilbezahnten Oberkiefer

Schaltlücke		**Freiendsituation**		**In der ästhetischen Zone**
Mukogingivale Grenze > 2 mm bukkal der Implantatschulter und auf der Höhe der mukogingivalen Grenze des Nachbarzahns	Mukogingivale Grenze < 2 mm bukkal der Implantatschulter oder koronal der mukogingivalen Grenze des Nachbarzahns	Mukogingivale Grenze > 2 mm bukkal der Implantatschulter und auf der Höhe der mukogingivalen Grenzen am Implantat und Nachbarzahn	Mukogingivale Grenze < 2 mm bukkal der Implantatschulter oder koronal der mukogingivalen Grenze am Nachbarzahn	Mukogingivale Grenze > 2 mm bukkal der Implantatschulter, aber koronal der mukogingivalen Grenze der Nachbarzähne
Vorgehen wie beim Einzelzahn im Oberkiefer: ■ Schnittführung mittig über dem Implantat, ■ kurze vertikale Entlastungen (Türflügelschnitt), ■ Entlastung 1,5 mm vom Nachbarzahn (Abb. 6-4a und b).	Vorgehen wie beim Einzelzahn im Oberkiefer: ■ Schnittführung 4 mm von der mukogingivalen Grenze, ■ vertikale mesiale und distale Entlastung über die mukogingivale Grenze hinaus, ■ Entlastung 1,5 mm vom Nachbarzahn entfernt, ■ Bildung eines Mukosalappens, ■ Verschiebung des Lappens nach lateral/apikal bis der Lappen auf gleicher Höhe ist wie die mukogingivale Grenze des Nachbarzahns, ■ Fixation mit Einzelknopfnähten oder fortlaufender Naht.	■ Schnittführung mittig über dem Implantat, ■ kurze vertikale Entlastungen (Türflügelschnitt), ■ Entlastung 1,5 mm vom Nachbarzahn, ■ Nähte bei Bedarf.	*Merke: Krestale Schnittlänge siehe „Schnittlängen-Implantat-Index" (siehe Abb. 6-2)!* ■ SF 4 mm von der mukogingivalen Grenze, ■ Entlastung 1,5 mm vom Nachbarzahn, ■ mesiale/distale vertikale Entlastungsschnitte über die mukogingivalen Grenze hinaus, ■ Bildung eines Mukosalappens, ■ Verschiebung des Lappens nach lateral/apikal bis die mukogingivale Grenze des Lappens auf gleicher Höhe wie die mukogingivale Grenze der Nachbarzähne ist und Fixation mit Einzelknopfnähten oder fortlaufender Naht (Abb. 6-4c und d).	*Merke: Ist bei ausreichend befestigter Gingiva (> 2 mm) in der ästhetischen Zone die mukogingivale Grenze des Implantates koronal der mukogingivalen Grenze der Nachbarzähne, kann zur ästhetischen Optimierung ein lateraler Verschiebelappen sinnvoll sein.* **Gleiches Vorgehen wie in Abb. 6-4c und d.**

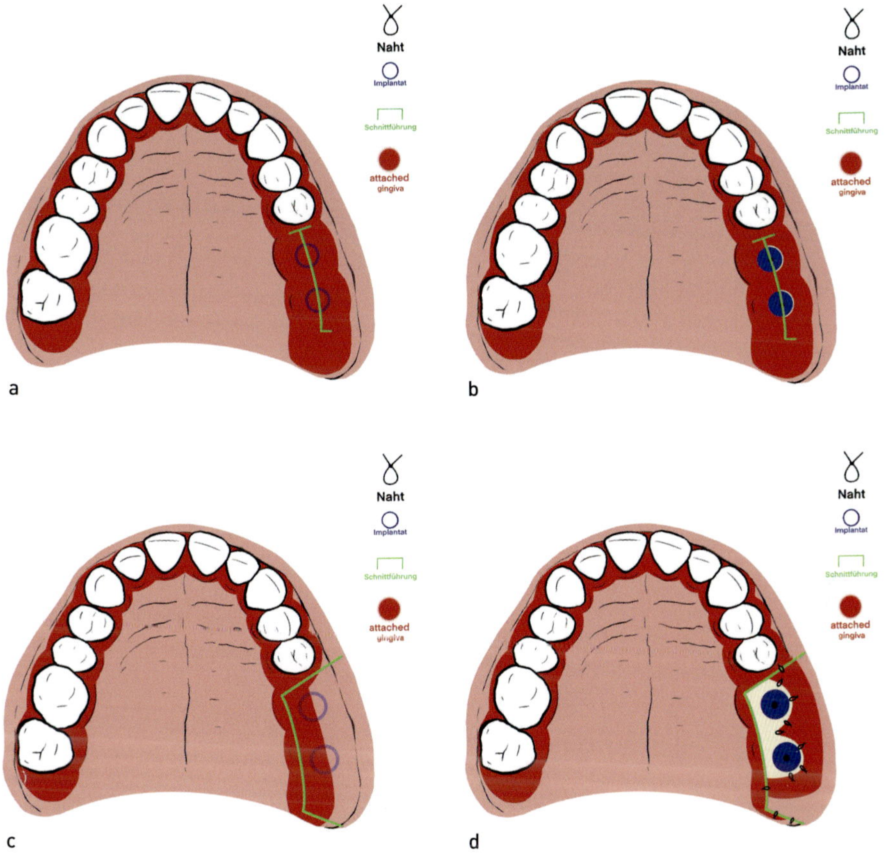

Abb. 6-4 Schematische Darstellung der Schnittführung im teilbezahnten Oberkiefer: (a) Befestigte Gingiva > 2 mm bukkal der Implantatschulter, die mukogingivale Grenze am Implantat ist gleich hoch wie die mukogingivale Grenze am Nachbarzahn, Schnittlängen-Implantat-Index nutzen (siehe Abb. 6-3). (b) Raspatorium nutzen, um Zugang zur Deckschraube zu bekommen, eingesetzte Gingivaformer. (c) Mukogingivale Grenze < 2 mm bukkal vom Implantat, krestale Schnittlänge (grün) (siehe Abb. 6-3). (d) Anwendung lateraler Verschiebelappen und Fixation des Mukosalappens bukkal der Implantate.

Tabelle 6-3 Schnittführung im zahnlosen Oberkiefer

Mukogingivale Grenze > 2 mm bukkal der Implantatschulter	Mukogingivale Grenze < 2 mm bukkal der Implantatschulter
Vorgehen wie beim Einzelzahn und der Schaltlücke: ■ Schnittführung mittig über dem Implantat, ■ kurze vertikale Entlastungen (Türflügelschnitt) (Abb. 6-5a).	*Merke: Krestale Schnittlänge basiert auf „Schnittlängen-Implantat-Index"!* ■ Schnittführung 4 mm von der mukogingivalen Grenze, ■ mesiale und distale Entlastung über die mukogingivale Grenze bis in die bewegliche Mukosa hinaus, ■ Präparation Mukosalappen, ■ Verschiebung des Lappens nach bukkal, ■ Fixation des Mukosalappens bukkal des Implantates am Periost mit Einzelknopfnähten oder fortlaufender Naht (Abb. 6-5b und c).

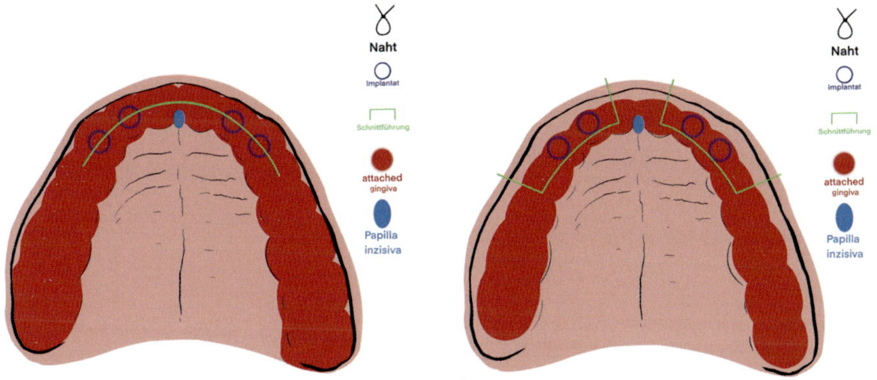

a

b

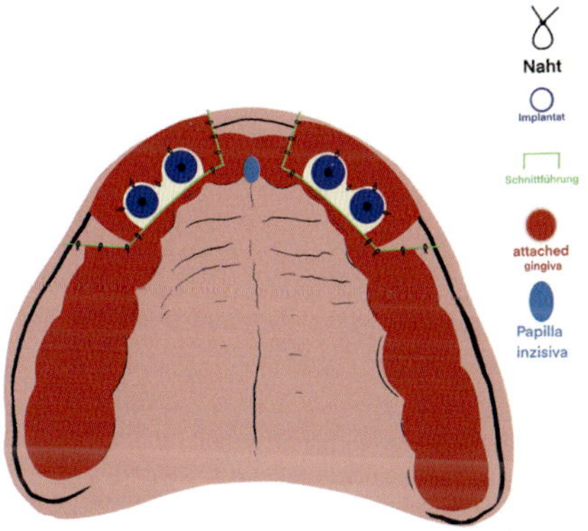

c

Abb. 6-5 Schematische Darstellung der Schnittführung im zahnlosen Oberkiefer: (a) Mukogingivale Grenze > 2 mm bukkal der Implantatschulter, Schnittführung mittig auf den Implantaten, Raspatorium nutzen für Zugang zur Deckschraube. (b) Mukogingivale Grenze < 2 mm bukkal vom Implantat, krestale Schnittlänge (grün) (siehe Abb. 6-2), mit vertikaler und distaler Entlastung über die mukogingivale Grenze hinaus. (c) Präparation eines Mukosalappens, laterale Verschiebung des Lappens und Fixation des Lappens am Periost bukkal der Implantate.

Tabelle 6-4 Schnittführung Einzelzahn, teilbezahnter und zahnloser Unterkiefer mit ausreichend befestigter Gingiva (> 4 mm)

Mukogingivale Grenze > 2 mm bukkal der Implantatschulter	Mukogingivale Grenze auf dem Implantat	Mukogingivale Grenze auf der Implantatmitte oder lingual davon
Merke: Wir befinden uns nicht in der ästhetischen Zone, somit ist die Übereinstimmung der Lage der mukogingivalen Grenze am Implantat mit der am Nachbarzahn nicht essenziell! ■ Schnittführung mittig über dem Implantat, ■ kurze vertikale Entlastungen (Türflügelschnitt), ■ Nähte bei Bedarf (Abb. 6-6a).	*Merke: Krestale Schnittlänge basiert auf „Schnittlängen-Implantat-Index" bei Freiendsituationen und bei zahnlosen Patienten!* ■ Schnittführung min. 2 – max. 4 mm von der bukkalen mukogingivale Grenze, ■ mesiale und distale Entlastung über die mukogingivale Grenze bis in die bewegliche Mukosa, ■ Präparation Mukosalappen, ■ Verschiebung des Lappens nach bukkal, ■ Fixation des Mukosalappens bukkal des Implantates am Periost mit Einzelknopfnähten oder fortlaufender Naht (Abb. 6-6b und c).	*Merke: Position der krestalen Schnittführung basiert auf der Breite der vorhandenen befestigten Gingiva. Es sollten idealerweise 2 mm befestigte Gingiva lingual des Implantates verbleiben.* ■ Schnittführung min. 2 – max. 4 mm von der bukkalen mukogingivalen Grenze, ■ mesiale und distale Entlastung über die mukogingivale Grenze bis in die bewegliche Mukosa, ■ Präparation Mukosalappen, ■ Verschiebung des Lappens nach bukkal, ■ Fixation des Mukosalappens bukkal des Implantates am Periost mit Einzelknopfnähten oder fortlaufender Naht (Abb. 6-6d und e).

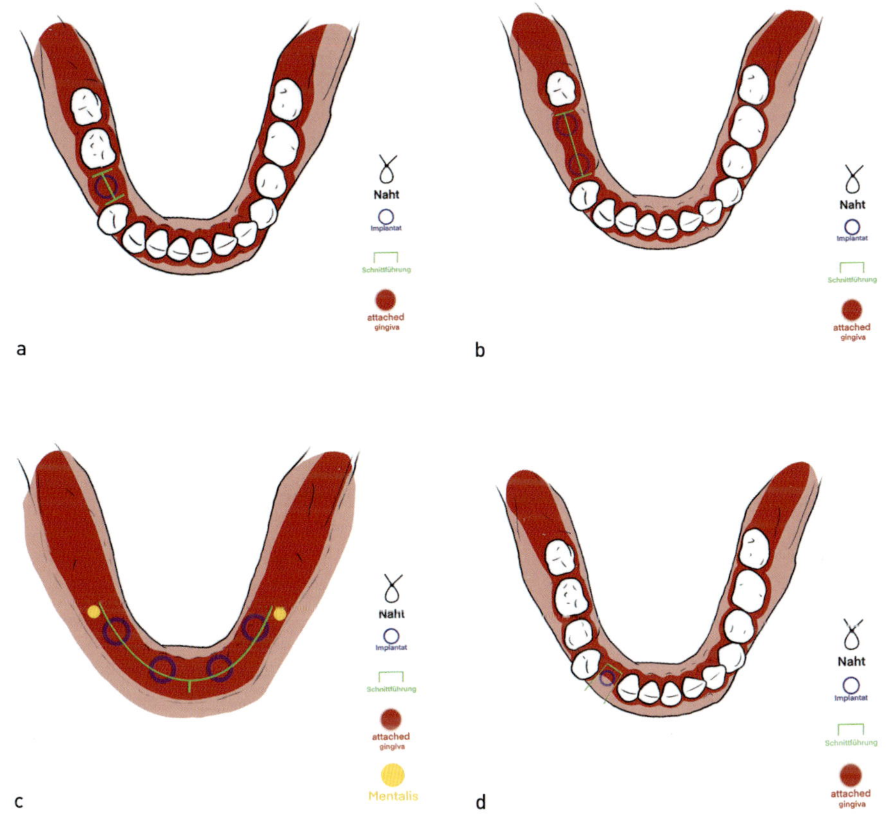

Abb. 6-6 Schematische Darstellung der Schnittführung im Unterkiefer mit ausreichend befestigter Gingiva: (a) Einzelzahn > 4 mm bis zur mukogingivalen Grenze von der Implantatschulter; (b) Schaltlücke mit mukogingivaler Grenze auf der Implantatschulter; (c) zahnloser Unterkiefer mit mukogingivaler Grenze auf der Implantatschulter; (d) Einzelzahn mit mukogingivaler Grenze auf der Implantatmitte; (e) nach lateraler Verschiebung des Mukosalappens Fixation bukkal vom Implantat am Periost.

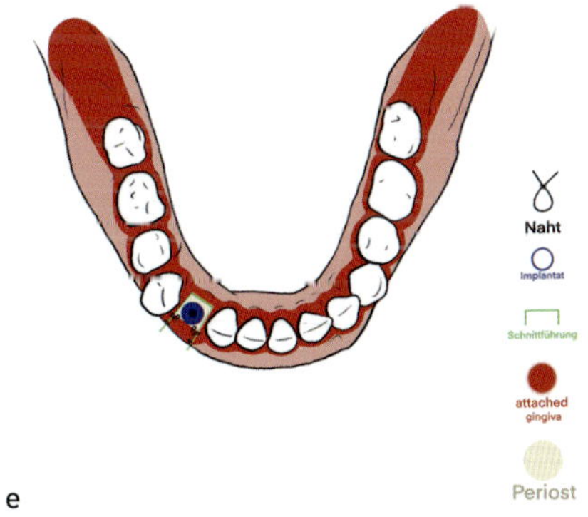

Tabelle 6-5 Schnittführung: Einzelzahn, teilbezahnter und zahnloser Unterkiefer mit nicht ausreichend befestigter Gingiva (< 4 mm)

Befestigte Gingiva < 4 mm	
Bukkale mukogingivale Grenze bukkal der Implantatschulter	**Bukkale mukogingivale Grenze auf dem Implantat**
Merke: Im Unterkiefer ist die bukkale und linguale mukogingivale Grenze zu beachten. 2 mm der vorhandenen befestigten Gingiva soll lingual stehen bleiben, somit orientiert sich die Schnittführung an der Lage der lingualen mukogingivalen Grenze. Wenn nur < 2 mm befestigte Gingiva bukkal vom Implantat resultiert, ist engmaschiges Recall notwendig. **Einzelzahn/Schaltlücke:** ■ Vertikale mesiale und distale Entlastung im Abstand von 1,5 mm zum Nachbarzahn. **Freiendsituation:** ■ Schnittlängenberechnung gemäß Schnittlängen-Implantat-Index, ■ vertikale mesiale Entlastung 1,5 mm vom Nachbarzahn und distale Entlastung, ■ Verschiebung des Lappens nach lateral/apikal bis zur Höhe der mukogingivalen Grenze des Nachbarzahns bzw. bukkal der Implantatschulter, ■ Fixation des Mukosalappens am Periost mit Einzelknopfnähten oder fortlaufender Naht. **Zahnlos:** ■ Schnittlängenberechnung basierend auf Implantatdurchmesser und -anzahl, ■ mesiale und distale Entlastung, ■ Verschiebung des Lappens bukkal der Implantatschulter, ■ Fixation des Mukosalappens am Periost mit Einzelknopfnähten oder fortlaufende Naht. **Cave: N. mentalis! (Abb. 6-7a)**	*Merke: 2 mm der vorhandenen befestigten Gingiva sollen lingual stehen bleiben, somit erfolgt die Schnittführung 2 mm bukkal von der lingualen mukogingivalen Grenze. Somit sind 1–2 mm befestigte Gingiva im verschieblichen bukkalen Lappenanteil. Wenn nur < 2 mm befestigte Gingiva bukkal vom Implantat resultiert, ist engmaschiges Recall notwendig. Es kann zur Sicherheit auch ein Verschiebelappen mit FST geplant werden (Alter des Patienten/Atrophie des Alveolarkamms).* **Einzelzahn/Schaltlücke:** ■ Vertikale mesiale und distale Entlastung im Abstand von 1,5 mm zum Nachbarzahn, ■ Verschiebung des Lappens nach lateral/apikal bis zur Höhe der mukogingivalen Grenze der Nachbarzähne, ■ Fixation des Mukosalappens am Periost mit Einzelknopfnähten oder fortlaufender Naht. **Freiendsituation:** ■ Schnittlängenberechnung basierend auf Implantatdurchmesser und -anzahl gemäß Schnittlängen-Implantat-Index, ■ vertikale mesiale und distale Entlastung 1,5 mm vom Nachbarzahn, ■ Verschiebung des Lappens nach lateral/apikal bis zur Höhe der mukogingivalen Grenze des Nachbarzahns bzw. bukkal der Implantatschulter, ■ Fixation des Mukosalappens am Periost mit Einzelknopfnähten oder fortlaufender Naht. **Zahnlos:** ■ Horizontale Schnittlängenberechnung basierend auf Schnitt-Längen-Index, ■ mesiale und distale Entlastung, ■ Verschiebung des Lappens bukkal der Implantatschulter, ■ Fixation des Mukosalappens am Periost mit Einzelknopfnähten oder fortlaufender Naht. **Cave: N. mentalis! (Abb. 6-7b und c)**

Befestigte Gingiva < 2 mm

Merke: Die vorhandene befestigte Gingiva (2 mm) bleibt lingual vom Implantat stehen. Die Schnittführung erfolgt an der bukkalen mukogingivalen Grenze.

Einzelzahn/Schaltlücke:

- *Vertikale mesiale und distale Entlastung im Abstand von 1,5 mm zum Nachbarzahn,*
- *Verschiebung des Lappens nach lateral/apikal bis zur Höhe der mukogingivalen Grenzen der Nachbarzähne,*
- *Fixation des Mukosalappens am Periost mit Einzelknopfnähten,*
- *Abdeckung der Wundfläche mit FST.*

Freiendsituation:

- Schnittlängenberechnung gemäß Schnittlängen-Implantat-Index,
- vertikale mesiale Entlastung 1,5 mm vom Nachbarzahn und distale Entlastung,
- Verschiebung des Lappens nach lateral/apikal bis zur Höhe der mukogingivalen Grenze des Nachbarzahns bzw. 4 mm vom Rand der Implantatschulter,
- Fixation des Mukosalappens am Periost mit Einzelknopfnähten,
- Abdeckung der Wundfläche mit FST.

Zahnlos:

- Schnittlängenberechnung basierend auf Schnitt-Längen-Index,
- mesiale und distale Entlastung,
- Verschiebung des Lappens nach lateral/apikal bis 4 mm vom Rand der Implantatschulter,
- Fixation des Mukosalappens am Periost mit Einzelknopfnähten,
- Abdeckung der Wundfläche mit FST.

Cave: N. mentalis! (Abb. 6-7d und e)

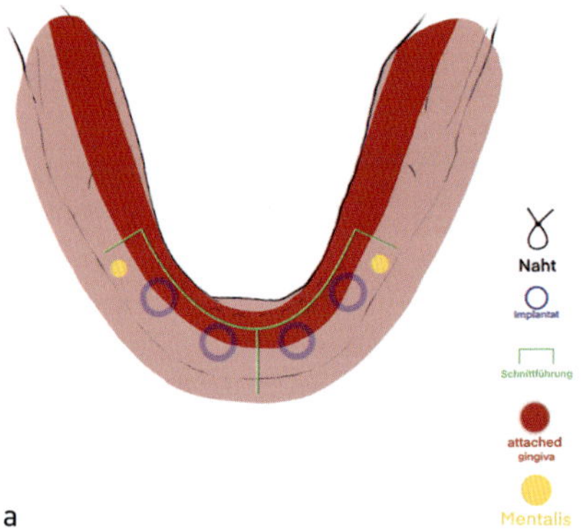

a

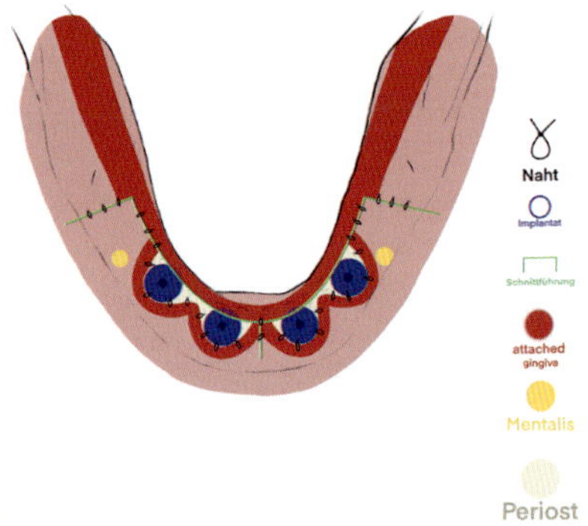

b

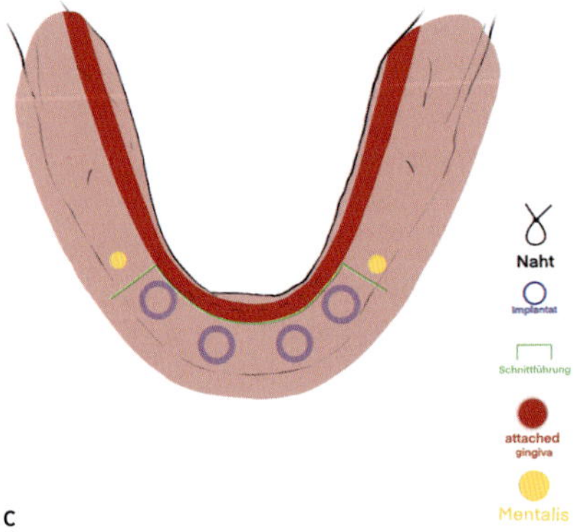

c

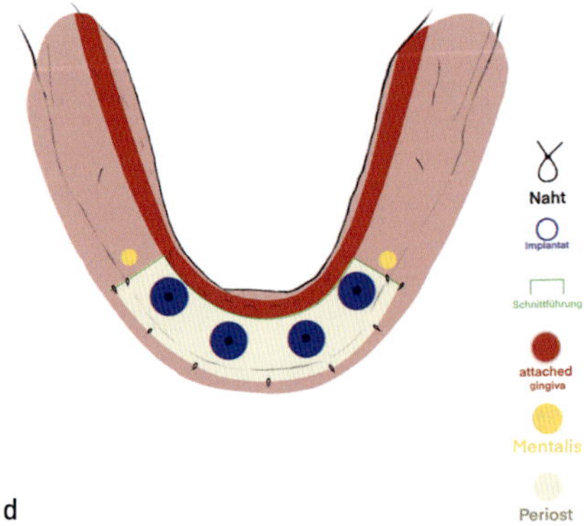

d

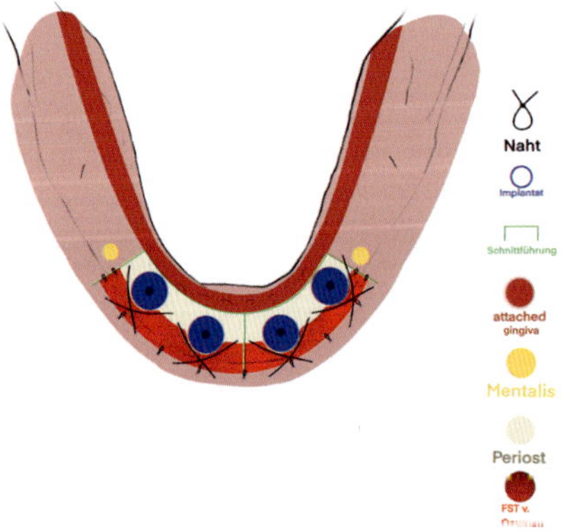

e

Abb. 6-7 Schematische Darstellung der Schnittführung im Unterkiefer: (a) zahnloser Unterkiefer mit mukogingivaler Grenze auf der Implantatschulter, Schnittführung gemäß „Schnittlängen-Implantat-Index". (b) Fixation des Mukosalappens, welcher den restlichen Anteil befestigter Gingiva beinhaltet, bukkal vom Implantat. (c) Breite der vorhandenen befestigten Gingiva ist 2 mm, Schnittführung an der bukkalen mukogingivalen Grenze. (d) Nach Präparation eines Mukosalappens und lateraler Verschiebung bis ca. 2–4 mm bukkal des Implantates. (e) Fixation des Lappens, dann Einbringung und Fixation eines FST vom Gaumen.

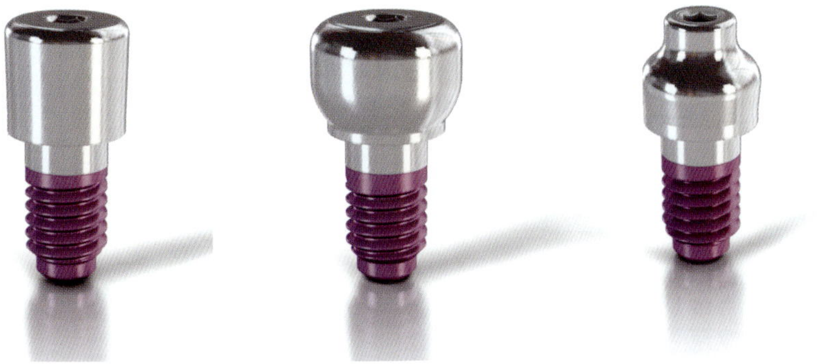

Abb. 6-8 Gingivaformer-Typen: zylindrisch, wide-body und bottle-neck.

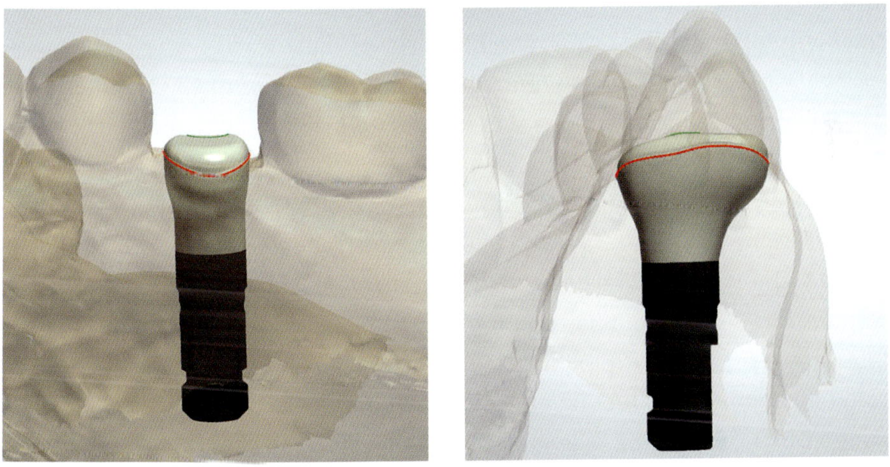

Abb. 6-9 Virtuell individualisierter Gingivaformer zur Ausformung des periimplantären Weichgewebes.

Gingivaformer

Gingivaformer ermöglichen den Zugang zum Schraubenkanal des Implantates während der prothetischen Phase und erlauben die Ausformung des Emergenzprofils. Sie sind in unterschiedlichen Materialien und Formen erhältlich. Die konfektionierten Gingivaformer bestehen meist aus Titanlegierungen, Zirkondioxid oder PEEK (Polyetheretherketon). Bei den Formen unterscheidet man *zylindrische* (parallelwandig, gleicher Durchmesser an der Implantatschulter und im koronalen Anteil des Gingivaformers), *konische* oder *wide body* (kleinerer oder größerer Durchmesser im Bereich der Implantatschulter als im koronalen Anteil) sowie *individualisierbare* oder *individualisierte* Gingivaformer (Abb. 6-9). Letztere können unter Umständen den technischen Aufwand erheblich erhöhen, können aber je nach ästhetischem Anspruch durchaus gerechtfertigt sein. Das gewünschte Durchtrittsprofil und die Implantatposition bestimmt die Wahl des Durchmessers des Emergenzprofils des Gingivaformers. Dieses sollte sich an der Form des zukünftigen prothetischen Abutments orientieren.

Nach Entfernung der Verschlussschraube (Abdeckschraube/Cover screw) wird der Gingivaformer aufgesetzt und mit dem Schraubendreher angezogen. Das Anziehdrehmoment ist in der Regel handfest, es sei denn, der Implantathersteller empfiehlt ein genaues Drehmoment in N/cm. Die Höhe der Gingivaformer richtet sich nach der Dicke der Mukosa. Diese kann mit einer Parodontalsonde während der Freilegung gemessen werden. Der Gingivaformer sollte möglichst mindestens 2 mm höher als die Schleimhaut sein, um einen erneuten Weichgewebeverschluss zu verhindern.

Bei Implantaten mit einer Butt-joint-Verbindung kann visuell überprüft werden, ob der Gingivaformer auf der Implantatschulter aufliegt. Ist dies nicht der Fall, liegt entweder Weichgewebe auf der Implantatschulter oder der periimplantäre Knochen behindert das Einsetzen eines Gingivaformers. Dieser kann vorsichtig mit der Skalpellklinge oder rotierenden Instrumenten entfernt werden. Die Verschlussschraube sollte bei der Abtragung wieder eingesetzt werden, um Beschädigungen der Implantatschulter zu vermeiden. Bei Implantaten mit konischer Verbindung ist nicht überprüfbar, ob der Gingivaformer vollständig eingeschraubt ist oder Knochen dieses verhindert. Sollten individuelle Gingivaformer oder „wide-body“ Gingivaformer benutzt werden, so ist zu überprüfen, ob der periimplantäre Knochen ein vollständiges Einsetzen des Gingivaformers wegen des breiter werdenden Profils erlaubt.

Postoperatives Prozedere

Der provisorische herausnehmbare Zahnersatz sollte nach der Freilegung unmittelbar angepasst und gegebenenfalls weich unterfüttert werden. Das direkt eingesetzte und herausnehmbare Provisorium dient gleichzeitig als Wundschutzplatte und schützt die Wunde vor Manipulation durch Nahrung und den Patienten selbst. Bei Patienten mit Störungen der Blutgerinnung minimiert das Einsetzen der provisorischen Versorgung ebenfalls das Nachblutungsrisiko.

Patienten sollten ab dem 2. Tag nach Freilegung beginnen, vorsichtig mit einer weichen Zahnbürste die Ginigivaformer zu reinigen. Dies reduziert die Plaquebildung und verhindert die Infektion der Wunde. Ab dem 3. Tag kann die übliche Mundhygiene wieder aufgenommen werden, und die Gingivaformer sollten aktiv gereinigt werden. Bei Benutzung einer elektrischen Zahnbürste können sich die Gingivaformer unter Umständen lockern. Darauf muss der Patient hingewiesen werden. Der Gingivaformer kann einfach wieder eingeschraubt werden.

Mittels prothetischer Versorgung kann die Ausformung und die Stützung des periimplantären Weichgewebes prinzipiell zeitnah nach der Freilegung erfolgen. Je länger man wartet, umso weniger kann man das Weichgewebe ausformen. Eine provisorische Versorgung sollte in ästhetisch anspruchsvollen Situationen (z. B. Frontzahnimplantate) alsbald eingesetzt werden. Bei zahnlosen Patienten kann spätestens nach 2 Wochen mit der prothetischen Rehabilitation begonnen werden. Das Vorhandensein von ausreichend befestigter Gingiva um die Implantate sollte bei jedem Recall-Termin kontrolliert werden, da befestigte Gingiva einen entscheidenden Faktor für den Implantaterfolg darstellt.

Stopp

- Bewegliche Mukosa am Implantat kann zu schmerzhaften Irritationen führen. Schleimhautstanzen sollten nicht verwendet werden, wenn nach Stanzung weniger als 2 mm befestigte Gingiva verbleiben.

Go

- Bei ungünstigem Verlauf und zu geringer Breite der befestigten Gingiva sollte eine überlegte Schnittführung und die Verwendung eines lateralen Verschiebelappens bedacht werden.
- Im Oberkiefer kann man ausreichend befestigte Gingiva durch Verschiebung der Schnittführung nach palatinal generieren.
- Lingual vom Implantat sollten mindestens 1–2 mm befestigte Gingiva belassen werden.
- Nach der Freilegung sollte das Einsetzen der prothetischen Versorgung zeitnah erfolgen, um das periimplantäre Weichgewebe auszuformen und zu stützen.

Tipps

- Immer die Lokalisation der mukogingivalen Grenze zum Implantat und zu den Nachbarzähnen beachten.
- Benutzung der Parodontalsonde zur Bestimmung der Höhe des Gingivaformers.
- Schnittlänge beachten (Schnittlängenindex, SLI).
- Eingliederung eines angepassten und weich unterfütterten Provisoriums direkt nach der Freilegung zum Schutz der Wunde.

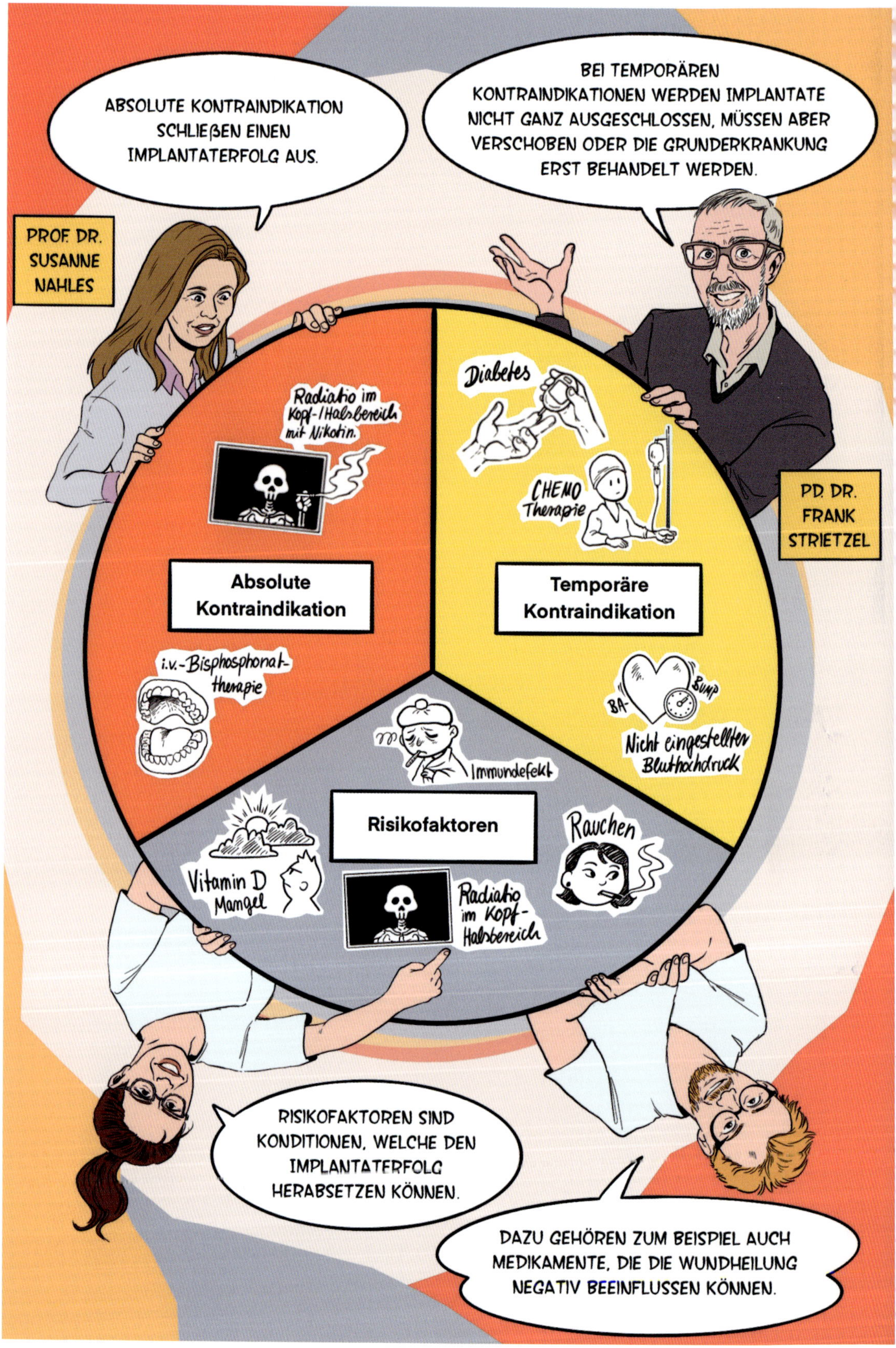
ABSOLUTE KONTRAINDIKATION SCHLIEßEN EINEN IMPLANTATERFOLG AUS.
BEI TEMPORÄREN KONTRAINDIKATIONEN WERDEN IMPLANTATE NICHT GANZ AUSGESCHLOSSEN, MÜSSEN ABER VERSCHOBEN ODER DIE GRUNDERKRANKUNG ERST BEHANDELT WERDEN.
PROF. DR. SUSANNE NAHLES
PD. DR. FRANK STRIETZEL
Radiatio im Kopf-/Halsbereich mit Nikotin.
Absolute Kontraindikation
i.v.-Bisphosphonat-therapie
Diabetes
CHEMO Therapie
Temporäre Kontraindikation
BA- BUMP
Nicht eingestellter Bluthochdruck
Immundefekt
Risikofaktoren
Vitamin D Mangel
Radiatio im Kopf-Halsbereich
Rauchen
RISIKOFAKTOREN SIND KONDITIONEN, WELCHE DEN IMPLANTATERFOLG HERABSETZEN KÖNNEN.
DAZU GEHÖREN ZUM BEISPIEL AUCH MEDIKAMENTE, DIE DIE WUNDHEILUNG NEGATIV BEEINFLUSSEN KÖNNEN.

7

Kontraindikationen und Risikofaktoren

Frank Peter Strietzel | Susanne Nahles | Tobias Fretwurst

Kontraindikationen

Als absolute Kontraindikation werden Konditionen verstanden, welche einen Implantaterfolg ausschließen. Eine absolute Kontraindikation ist demnach zum jetzigen Zeitpunkt lediglich die intravenöse Bisphosphonatgabe, da diese Patientengruppe ein erhöhtes Risiko für MIONJ (Medikamenteninduzierte Kiefernekrosen) zeigt (DGI-Laufzettel Risikoevaluation, S3-Leitlinie Zahnimplantate bei medikamentöser Behandlung mit Knochenantiresorptiva, inkl. Bisphosphonate). Ferner sollte bei im Kopf-Hals-Bereich bestrahlten Patienten mit fortgeführtem Nikotinabusus nicht implantiert werden. Hier ist das Risiko einer Osteoradionekrose deutlich gesteigert im Vergleich zu bestrahlten Patienten mit quittiertem Nikotinabusus. Weitere Erkrankungen oder Medikamenteneinnahmen stellen keine absolute Kontraindikation dar. Allerdings ist die Implantation bei einer Reihe von Erkrankungen aufzuschieben (sog. temporäre Kontraindikationen, Tabelle 7-1).

Tabelle 7-1 Temporäre Kontraindikationen

Temporäre Kontraindikationen
Zustand nach Myokardinfarkt oder Apoplex, weniger als 6 Monate zurückliegend
Maligne Erkrankungen des Blutes oder des hämatopoetischen Systems (z. B. Leukämien, Agranulozytose)
Gravidität
Unklare therapieresistente Schmerzzustände im Kopf-, Hals- und Gesichtsbereich, wie z. B. der atypische Gesichtsschmerz
Laufende Chemotherapie

Beim Vorliegen von Erkrankungen der Mundschleimhaut wie z. B. einer Leukoplakie (Abb. 7-1), Erythroplakie oder Candida-Infektion ist zunächst die Diagnostik und Therapie dieser Erkrankungen sowie die Überwachung des Therapieerfolges einzuleiten und die implantatprothetische Rehabilitation mit nachgeordneter Dringlichkeit zu planen.

Patienten mit schweren Gerinnungsstörungen oder Leberfunktionsstörungen (z. B. Hämophilie A, B, v.-Willebrand-Jürgens-Syndrom, Leberzirrhose) sollten bei zahnärztlich-chirurgischen Eingriffen nur unter stationären Bedingungen behandelt werden. Die Indikationsstellung für eine Implantation sollte dementsprechend zurückhaltend sein. Bei der Implantatinsertion handelt es

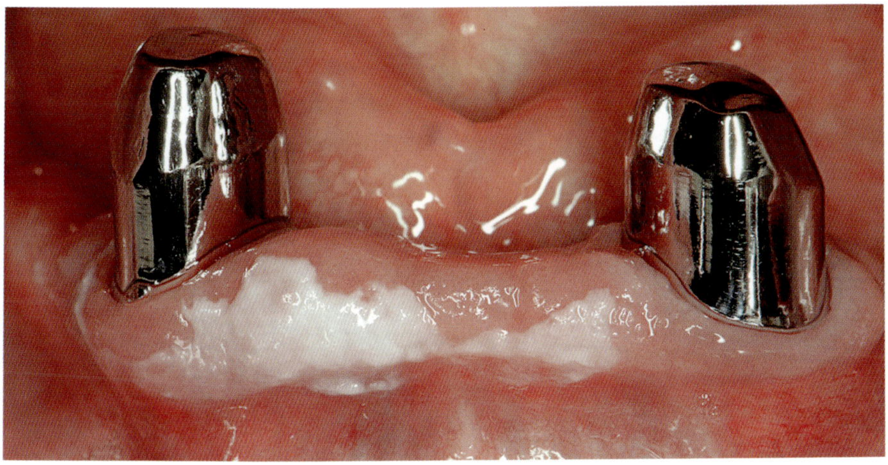

Abb. 7-1 Idiopathische Leukoplakie.

sich um einen elektiven oralchirurgischen Eingriff; daher sollten die Risiken und der Nutzen genau abgewogen werden.

Eine enge Abstimmung der Therapie und Zusammenarbeit mit den anderen an der Behandlung des Patienten mit Allgemeinerkrankungen beteiligten Fachdisziplinen ist erforderlich.

Thrombozytenaggregationshemmer und Antikoagulanzien

Die Autoren empfehlen (basierend auf der aktuelle Leitlinie) Thrombozytenaggregationshemmer (z. B. ASS) wie auch Antikoagulanzien (z. B. Marcumar) während der Implantation und während zahnärztlich-chirurgischer Augmentationen nicht zu pausieren oder mit Heparin zu „bridgen". Bei dualer (auch sog. „doppelter") Plättchenhemmung (Einnahme von zwei Thrombozytenaggregationshemmern) sollte an einen vorangegangenen Herzinfarkt in der Anamnese des Patienten gedacht werden (siehe temporäre Kontraindikation) und eine Implantation ggf. verschoben werden.

Bei Implantation unter Antikoagulanzientherapie sollte ein möglichst tagesaktueller INR-Wert (früher Quick-Wert) vorliegen. Der von dem Patienten selbstermittelte INR-Wert kann von laborermittelten Werten abweichen; ein laborermittelter INR-Wert ist daher zu bevorzugen. Der INR-Wert sollte im therapeutischen Zielbereich zwischen 2 bis 3,5 liegen. Ein INR >3,5 stellt eine temporäre Kontraindikation aufgrund des erhöhten Blutungsrisikos dar; eine Implantation sollte dann nicht durchgeführt werden.

Der INR-Wert hat keine Aussagekraft bezüglich des postoperativen Blutungsrisikos bei den direkten oralen Antikoagulanzien (DoAks) (Faktor-IIA und Faktor Xa-Inhibitoren). So sollte die Therapie mit DoAks während der Implantation fortgeführt werden (siehe aktuelle Leitlinie). Bei Patienten mit Blutungsrisiko verwenden die Autoren ein Hämostyptikum (z. B. Tabotamp®), welches auf die mit Naht versorgte Wunde appliziert wird. Anschließend wird die Prothese oder eine Schutzplatte/Verbandsplatte („Tiefziehschiene") inseriert und bis zum Kontrolltermin 1 Tag postoperativ belassen.

Nach aktuellen Übersichtsarbeiten kompromittieren Thrombozytenaggregationshemmer und Antikoagulanzien das Implantatüberleben nicht.

Risikofaktoren

Als Risikofaktoren werden Konditionen verstanden, welche den Implantaterfolg herabsetzen können.

Ein hohes Alter (> 75 Jahre) beeinflusst das Implantat-Überleben im kurzen Follow-up nicht (1–5 Jahre). Polypharmazie (d. h. die Einnahme von > 5 Medikamenten gleichzeitig) sollte bei dieser Patientengruppe beachtet werden.

Das Rauchen galt lange Zeit als Risikofaktor für die Osseointegration von Implantaten. In neueren Meta-Analysen ist das Risiko einer gestörten Osseointegration von Implantaten mit modernen Oberflächenstrukturierungen bei Rauchern im Vergleich zu Nichtrauchern nach wie vor erhöht, jedoch etwas geringer als in früheren Untersuchungen. Das erhöhte Risiko eines periimplantären Knochenabbaus besteht bei Rauchern auch langfristig.

Auch bei HIV-positiven Patienten, bei denen ein stabiler Zustand des Immunsystems besteht (Indikatoren: stabile und im Normbereich liegende CD4-Zellzahl, Viruslast unterhalb der Nachweisgrenze, in der Regel im Zusammenhang mit der zuverlässigen Einnahme einer antiretroviralen Therapie), kann von einer guten Prognose einer implantatprothetischen Rehabilitation ausgegangen werden, sofern die Rahmenbedingungen – gute Compliance, gute Mundhygiene, Befolgung eines regelmäßigen Recalls – eingehalten werden.

Bei Patienten mit Diabetes sollte präoperativ ein aktueller HbA1c-Wert eingeholt werden, um kontrollieren zu können, dass der Diabetes gut eingestellt ist (< 6,5 %). Ein schlecht eingestellter HbA1c-Wert stellt einen Risikofaktor für den Implantaterfolg dar. Bei Patienten mit Diabetes gibt es keine gute wissenschaftliche Datenlage zur geeigneten perioperativen Behandlung (Medikation) und zum Wundverschluss. In der Literatur gibt es nur wenige Belege für den Erfolg von Knochentransplantationsverfahren und progressiven Belastungsprotokollen bei Diabetikern. Daher sollten komplexe chirurgische Eingriffe bei dieser Patientengruppe sorgfältig überdacht werden.

Die orale, niedrig dosierte BP-Einnahme zur Osteoporosebehandlung beeinträchtigt nicht das Überleben des Implantates, kann jedoch zu MIONJ führen. Es sollte während der Implantation eine perioperative Antibiotikatherapie nach Leitlinie erfolgen. Zur niedrig dosierten Antikörperbehandlung (Denosumab) bei Osteoporose liegen keine Informationen zum Überleben des Implantates vor. Es wird die gleiche Implantatheilung wie bei Bisphosphonat-Patienten angenommen.

Eine hochdosierte BP- und Antikörpertherapie führt zur höchsten Inzidenz von MIONJ. Daher kann eine Implantattherapie nicht empfohlen werden (siehe absolute Kontraindikation). Augmentationen sollten sowohl unter oraler als auch unter intravenöser und subkutaner Antiresorptiva-Therapie vermieden werden. Es gibt keine Therapieregime für Patienten mit Periimplantitis unter antiresorptiver Medikation.

Andere Faktoren, die z. B. die manuelle Geschicklichkeit des Patienten hinsichtlich der Mundhygienefähigkeit beeinflussen können (z. B. rheumatoide Arthritis oder neurologische Erkrankungen wie M. Parkinson), müssen ebenso Berücksichtigung finden wie erkrankungsbedingte Einschränkungen der Compliance des Patienten (z. B. bei dementiellen Erkrankungen).

Fallstudien und Fallserien konnten einen Zusammenhang zwischen Vitamin-D-Mangel/Insuffizienz und früherem Implantatverlust aufzeigen. Klinische prospektive Studien konnten diesen Effekt bisher nicht bestätigen (Risikofaktoren, Tabelle 7-2).

Tabelle 7-2 Risikofaktoren

Risikofaktoren
Immunsuppression oder angeborener Immundefekt
Medikation mit Beeinflussung der Wundheilung durch unerwünschte Arzneimittelwirkung: z. B. Antiresorptiva (Bisphosphonate, Denosumab), Angiogeneseinhibitoren, Methotrexat (MTX)
Z. n. Radiatio im Kopf-/Halsbereich
Rauchen
Diabetes mellitus?
Vitamin-D-Mangel/Insuffizienz?

Stopp

- Absolute Kontraindikationen für eine Implantation: Intravenöse Bisphosphonat-Therapie und bestrahlte Patienten mit Nikotinabusus.
- Temporäre Kontraindikationen: Zustand nach Myokardinfarkt oder Apoplex weniger als 6 Monate zurückliegend, maligne Erkrankungen des Blutes oder des hämatopoetischen Systems, Gravidität, unklare therapieresistente Schmerzzustände im Kopf-, Hals- und Gesichtsbereich, laufende Chemotherapie.
- Risikofaktoren: Immunsuppression oder angeborener Immundefekt, Medikation mit Beeinflussung der Wundheilung durch unerwünschte Arzneimittelwirkung, Z. n. Radiatio im Kopf-/Halsbereich, Rauchen, Diabetes mellitus?, Vitamin-D-Mangel/Insuffizienz?

Go

- Weiterführung der Therapie mit Thrombozytenaggregationshemmern (z. B. ASS) und auch Antikoagulanzien (z. B. Marcumar) während der Implantation und während der zahnärztlich-chirurgischen Behandlung. Kein Bridging. Auch die direkten oralen Antikoagulanzien können weiter eingenommen werden.

Tipps

- Laborermittelter tagesaktueller INR-Wert bei Patienten mit oralen Antikoagulanzien in der Anamense.
- Hämostyptikum mit Schutzplatte oder Prothese bei Patienten mit erhöhtem postoperativen Blutungsrisiko.
- Aktuellen HbA1c-Wert bei Diabetikern einholen.